U0216889

编委会

主　编：李学军　林明珠

编　委（按姓氏笔画排序）：

王文贵　刘　唯　苏伟娟　李学军

林明珠　郑　欣　郑旋玲

李学军　林明珠　主编

高尿酸血症与痛风的
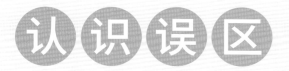

厦门大学出版社　国家一级出版社
XIAMEN UNIVERSITY PRESS　全国百佳图书出版单位

图书在版编目(CIP)数据

高尿酸血症与痛风的认识误区/李学军,林明珠主编.—厦门:
厦门大学出版社,2020.12(2021.11 重印)
ISBN 978-7-5615-7999-2

Ⅰ.①高… Ⅱ.①李… ②林… Ⅲ.①痛风—防治 Ⅳ.①R589.7

中国版本图书馆 CIP 数据核字(2020)第 238712 号

出 版 人	郑文礼
责任编辑	眭 蔚 黄雅君
封面设计	李嘉彬
技术编辑	许克华

出版发行 厦门大学出版社

社　　址	厦门市软件园二期望海路 39 号
邮政编码	361008
总　　机	0592-2181111　0592-2181406(传真)
营销中心	0592-2184458　0592-2181365
网　　址	http://www.xmupress.com
邮　　箱	xmup@xmupress.com
印　　刷	厦门集大印刷有限公司

开本	889 mm×1 194 mm　1/32
印张	8.625
插页	2
字数	180 千字
版次	2020 年 12 月第 1 版
印次	2021 年 11 月第 2 次印刷
定价	68.00 元

厦门大学出版社
微信二维码

厦门大学出版社
微博二维码

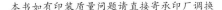

序

问痛风几度"秋凉"？

痛风是一种非常古老的疾病,但古代的痛风绝对是"皇家气象""王者风范",普通的老百姓是不太有机会得这种病的。可以说,那个时候痛风的地位"十分显赫"。而如今,痛风却成了常见病、多发病,患者众多,人见人弃,声名狼藉。痛风作为曾经的"富贵病",面对这"物是人非",可能甚是"悲凉"。为了更好地认识痛风,需要先透视一下这种病的"前世今生"。

一、曾是"王谢堂前燕"

古时候的痛风绝非庶民所能得,而是帝王之病、富贵之病、王公贵胄之病,如路易十一、路易十四、拿破仑、牛顿、富兰克林、忽必烈、李师、卢照邻、白居易、刘禹锡等,均是痛风患者。在古罗马时期,达官显贵们甚至以得痛风为荣,故此病在当时的上层人士中相当盛行。这与当时社会上层人士养尊处优，顿顿饕餮大餐有关，杜甫笔下的"朱门酒肉臭"就是他们生活的真实写照。这些社会名流除了饮食嘌呤含量高，还有一个嗜好对痛风来说更是"雪上加霜"。那个时候，他们喜欢饮用含铅的葡萄酒，将葡萄汁在铅容器中熬制成糖浆状，再以一定的比例与酒混合制成葡萄酒，铅进入葡萄酒后会使酒的颜色更加鲜活明亮，味道更加香甜醇美。殊不知，铅与酒精都容易诱发痛风发作，只不过那时的人们并不知道这些因素与痛风发作有关，不知道究竟是什么原因导致痛风发作的，更不知道为什么这种病偏偏钟爱帝王将相、社会名流。

总之，此时的痛风绝对是"高高在上"的，严重脱离普通民众，不接地气。

二、之后"风絮落溪津"

随着时代发展，痛风已不再是帝王的"专利"，也不再是权贵的"特权"，普通百姓中家境殷实、生活优渥者，也可能患上痛风。"痛风"一词在我国医学中最早出现于南北朝时陶弘景的《名医别录》。其后隋朝的《诸病源候论》不仅讨论了痛风的病理病机，还讨论了如何进行"脚气病"的治疗。当时的"脚气病"，也就是今天所说的痛风。至于相关的详细阐述，可追溯到元代，朱丹溪等的著作中列有"痛风"专论，对痛风的发病因素、临床症状、治疗方法等进行了详细的阐述。可见，自隋朝开始，民间就出现了痛风患者。在其后的上千年时间里，痛风依然是一种罕见病，但尚未达今天的"燎原之势"，即使在20世纪50年代以前，痛风在我国也还是一种罕见病，在1948年，全国仅有2例痛风病例报道，由此可见一斑。

与此同时，人们逐渐揭开了痛风的"神秘面纱"。首先，荷兰人安东尼·冯·列文虎克（Anthony Von Leeuwenhoek）于1679年使用显微镜观察到痛风石里有大量针样结晶物，此后才知道这些针样结晶物其实是尿酸盐结晶。97年后的1776年，舍勒（Scheele）阐明了痛风患者的肾结石由尿酸所组成。沃拉斯顿（Wollaston）于1797年从痛风石中分离出尿酸，并据此提出痛风的临床病理归因于尿酸的观点。对这一观点的验证又是一个漫长的过程，英国医生加洛德（Garrod）在1856年明确提出"尿酸盐沉积可能是痛风性炎症的病因，而非后果"的论断，但当时仍然有很多人对此持怀疑态度。1899年，弗洛伊德维勒（Freudweiler）发现注射痛风石性物质可引起炎症，进一步增强了"痛风是尿酸单钠结晶沉积病"这一论断的可信性。1961年，有科学家采用补偿偏振光学显微镜在急性痛风性关节炎患者的滑液中发现了尿酸单钠结晶，之后不久，菲尔斯（Faires）和麦卡蒂（McCarty）将尿酸盐晶体注射进自己的膝关节并诱发了痛风。至此，对痛风跟尿酸盐结晶体的因果关系就不再有任何疑问了。

此时的痛风，不仅失去了早先"处尊居显"的地位，也没有了过往"波谲云诡"的神秘。正所谓"京洛风流绝代人，因何风絮落溪津"？

三、而今"飞入寻常百姓家"

现如今，痛风早已不是少见病，而是地地道道的多发病了。如前所述，痛风是血中尿酸浓度过高而沉积在关节、组织中，并造成多种损害的一种疾病。可见，高尿酸血症及痛风之间有直接的关系。而导致痛风发作的高尿酸血症则更为常见，其患病率之高已使其跻身"疾病排行榜"前列，位列高血压、高血脂、高血糖"三高"之后，成为"第四高"，稳坐第四把"交椅"。《2017年中国痛风现状报告白皮书》显示，我国高尿酸血症患者人数已达1.7亿人，其中痛风患者超过8000万人，而且正以每年9.7％的增长率迅速增加。当时预计到2020年，痛风人数将达到1亿人。

为什么现在痛风患者越来越多？大量研究显示，高尿酸血症及痛风高发除了遗传因素外，不健康的生活方式作用至关重要。我们的祖辈大都以谷类食物为主，而如今，人们无肉不欢。另外，中国人自古爱饮酒，有简单粗暴的"三碗不过岗"，也有众多圣贤饮者，"古来圣贤皆寂寞，惟有饮者留其名"。有机构调查发现，中国有5亿酒民，平均每年要喝掉300亿千克白酒，平均每人每年要消耗23千克酒，等于一斤装的酒46瓶，其中80%都是在社交场合应酬的情况下喝掉的，可真是"无酒不成席"。其他的不良生活因素还有吸烟、不运动、过食甜品等，这些因素都可诱发痛风的发作。过去，痛风钟爱帝王将相、王公贵胄，现在的痛风其实"口味"并没有什么变化，依然偏爱爱喝酒的人、爱吃肉和海鲜的人、超重或肥胖的人等。

痛风感叹"世事无常"，"人生几度秋凉"；我恨痛风"了无高韵"，"酒向人间都是怨"。然凡事皆有因果，一切总有缘由，也不能总是责怪"他人"之非，而不反思自己之过。"不悲过去，非贪未来，心系当下，由此安详"。一定要从现在做起，改掉不良的生活习惯，非此无法实现"沉舟侧畔千帆过，病树前头万木春"。

李学军

2020年9月

前　言

　　随着社会经济和生活水平的快速发展,我国高尿酸血症发病率迅速攀升,已经成为继高血压、高血糖、高血脂之后的"第四高",以前的"帝王病"——痛风,也飞入寻常百姓家,成为危害人类健康的常见病和多发病。与高尿酸血症及痛风的患病率急剧上升形成巨大反差的,是广大民众对该病的认知不足和重视不够。许多患者虽然饱受着痛风的"噬骨"之痛,但真正到正规医院找专科医师就诊者少之又少,长期接受规范化治疗且维持血尿酸持久达标者更是寥若晨星。究其原因,阻挡患者接受高尿酸血症及痛风规范治疗的"拦路虎",正是广大患者对该疾病的认知缺乏,甚至是认知错误。许多认识误区在大众中"口口相传",流传甚广,危害极大,如"痛风不痛就不用治疗""只要不吃肉就不会发作痛风""痛风患者要多运动""痛风灵是治疗痛风的神药"等。这些错误的观点长期以来被很多患者奉为"金科玉律",而错误的认识会指导错误的行动,错误的行动可直接导致严重的后果。作为医者,每当遇到此类案例,都唏嘘不已。更令人忧心的是,大众媒体报道该病的信息来源纷乱,加之医学科学具有极强的专业性,真相对广大患者而言实乃求之而往往不可得。

因此,对这些认识误区进行归纳总结、深入解析,以求正本清源、拨乱反正,使广大高尿酸血症及痛风患者走上科学的防治道路,是十分必要且刻不容缓的。本书在简要概述了一些有关高尿酸血症及痛风的基础知识之后,衔接对大众认识误区的解答和分析。对每一种认识或观点,先开宗明义地指出其错误所在与危害之处,再抽丝剥茧地释疑解惑、指点迷津,最后言简意赅地引出正确的认识,并指出应该采取的正确行动。本书从误区切入,立意新颖,视角独特,对那些持某种认识误区者,犹如当头棒喝,催人醒悟;又如晨钟暮鼓,发人深省。只有正确的认识才能引领正确的行动,进而提高广大患者对科学治疗的依从性,并最终改善临床治疗结局和疾病预后。希望本书能送给广大患者"一双慧眼",于字里行间中读出豁然开朗,在段落章节里悟到真知灼见,摒除错误认知,科学防治疾病。

愿本书能成为广大高尿酸血症及痛风患者的良师诤友。

编者
2020 年 9 月

目　录

基础知识篇

认识误区篇

基础知识篇

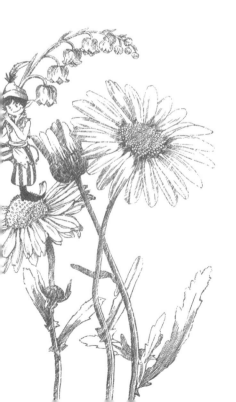

知识点 1

高尿酸血症及痛风概述

因血中尿酸升高导致的痛风，曾被称为"帝王病"，主要原因是过去的帝王有条件可以经常吃到"大鱼大肉"，所以容易患上痛风，而普通老百姓是没有这种条件的。近年来，随着人们生活水平不断提高和饮食结构、生活方式不断改变，高尿酸血症及痛风到现在已经变成常见病和多发病了，昔日的"帝王病"早已进入寻常百姓家。中国高尿酸血症及痛风的发病率和患病率均显著增加，最新统计分析结果显示，中国的高尿酸血症患者已占总人口的 13.3％，而痛风患病率在 1％～3％，且逐年上升。近年的研究认为，痛风/高尿酸血症与多种慢性病的发生发展密切相关，如代谢性疾病、心脑血管病、肾脏疾病等。高尿酸血症可无明显的临床症状，但却会悄悄地损害人体的重要器官。改善生活方式是治疗高尿酸血症及痛风的核心，特别是早期发现尿酸升高的无症状患者。治疗的目标是促进晶体溶解和防止晶体形成，合理的综合治疗能提高患者的生活质量，减少并发症的发生，改善预后。

一、什么是尿酸及高尿酸血症

尿酸是人体内嘌呤核苷酸的分解代谢产物,80％的嘌呤核苷酸由人体细胞代谢产生,20％从食物中获得。嘌呤经肝脏的氧化代谢作用变成尿酸,并由肾脏和肠道排出体外。正常情况下,人体内嘌呤核苷酸每日的产生量和排泄量大致平衡,维持血液尿酸在正常的浓度水平。如果代谢过程中的任一环节出了问题,尿酸的代谢就会失去平衡,从而使尿酸堆积在体内,表现为血尿酸浓度升高,即所谓的高尿酸血症。

临床上,高尿酸血症的定义为在体温 37℃ 时,血清中尿酸水平:男性超过 417 μmol/L(7.0 mg/dL),女性超过357 μmol/L(6.0 mg/dL)。从病理生理角度来看,血液中尿酸含量达到 7.0 mg/dL,则表明血液尿酸已达到超饱和状态。一旦超过此浓度,尿酸盐即可沉积在组织中造成多种损害,甚至引发心脑血管疾病、肾功能衰竭等,最终可危及生命。之所以男性和女性高尿酸血症的定义值有所不同,是因为其体内尿酸的含量有所差别。正常男性血液中尿酸的浓度处于 149～416 μmol/L 之间,正常女性血液中尿酸的浓度则处于 89～357 μmol/L 范围内。这个差别会一直持续到女性绝经以后。

二、高尿酸血症的病因是什么

按照病因分类,高尿酸血症可分为原发性和继发性两大类。原发性高尿酸血症包括特发性尿酸增多症和尿酸产生过多(如食物中嘌呤含量过高、饮酒、核酸代谢增强),后者常合并代谢综合征相关的临床表现或疾病;而特发性高尿酸血症有一定的家族遗传性,10%～20%的患者有阳性家族史。原发性高尿酸血症中只有1%左右的患者是由先天性酶缺陷引起的,绝大多数患者发病原因不明。在临床工作中如遇到青少年甚至儿童起病,或者绝经前女性高尿酸血症及痛风患者,应考虑为遗传因素所致,如家族性幼年高尿酸性肾病、次黄嘌呤-鸟嘌呤磷酸核糖转移酶(hypoxanthine guanine phosphoribosvltransferase, HPRT)缺陷、磷酸核糖焦磷酸合成酶(phosphate ribose pyrophosphate synthetase,PRPS)活性增高、Ⅰ型糖原累积症、遗传学果糖不耐受症等。继发性高尿酸血症多发生于血液系统疾病,如急慢性白血病、红细胞增多症、多发性骨髓瘤、溶血性贫血、淋巴瘤及多种实体肿瘤化疗时,细胞内核酸大量分解而致尿酸产生过多;或见于各类肾脏疾病,肾功能不全、肾小管疾病可造成尿酸排泄减少而使血尿酸增高;还可见于服用某些药物的情况,常见的有噻嗪类利尿剂、复方降压片、吡嗪酰胺等抗结核药、硝苯地平、普萘洛尔、抗帕金森病药物、小剂量阿司匹林（75～300 mg/d)、维生素 B_{12}、烟草酸、细胞毒性化疗药、免疫抑制剂（FK506、环孢素 A、硫唑嘌呤）等；此外，乳酸酸中毒、糖尿病酮症酸中毒、过度运动、饥饿、酒精等可导致机体产生过多有机酸，抑制尿酸排泄。对于继发性高尿酸血症者，其临床治疗及监测往往与原发病的治疗及控制密切相关。

三、高尿酸血症及痛风究竟是什么关系

在高尿酸血症患者中，有一部分患者会发生痛风。但是对于这部分高尿酸血症患者为什么会发生痛风，以及这部分人有什么特点等，目前为止还不得而知。但可以肯定的是，如果能使血尿酸长期维持在大致正常的水平，便可在一定程度上防止痛风的发生。故可以认为，高尿酸血症是痛风发作的重要基础。

那么，痛风患者的血尿酸水平就一定会升高吗？答案是否定的。虽然说绝大多数痛风患者的血尿酸值都超过7.0 mg/dL，但也有一部分痛风患者的血尿酸水平从来没有升高过；也有一部分痛风患者急性发作期血尿酸水平不高，可能是由于体内发生了应激反应，肾上腺皮质激素分泌增多，促进了血尿酸的排泄，因此出现了尿酸暂时正常的假象。当然，还有一种特殊情况，即有一小部分高尿酸血症患者实际上体内已经存在尿酸盐结晶沉淀，可引起痛风发作，但由于其免疫功能下降（如糖尿病患者或其他处于免疫抑制状态的患者），白细胞的吞噬功能减弱，因此痛风的发作症状可轻微到不易察觉的程度。这一小部分患

者也被归入虽为高尿酸血症但不发生痛风的人群。

四、高尿酸血症及痛风的危害有哪些

高尿酸血症本身并不一定会引起明显的症状,许多人虽在体检中发现血尿酸水平增高,但由于没有任何不适,因此并未予以特殊重视。但从医学的角度来讲,长期高尿酸血症会对人体造成很多伤害。如果血尿酸水平长期维持在高水平状态,尿酸盐结晶就会沉积在组织中,对身体造成伤害。例如,尿酸盐结晶沉积在关节腔内,可导致痛风性关节炎,最终引起关节变形;沉积在肾脏内,可引起痛风性肾病、尿路结石,最终引起尿毒症;尿酸盐结晶会损伤血管内皮细胞,加重动脉粥样硬化,可引起高血压、冠心病等;沉积在胰腺组织内,可诱发或加重糖尿病;等等。因此,高尿酸血症虽然刚开始的时候不会产生临床症状,但高水平的血尿酸却能悄悄地损害人体的重要器官。因此,要高度重视高尿酸血症的危害,并及早采取适当方式进行有效控制。

五、痛风的诊断标准是什么

对于痛风的诊断标准,广泛被认可的是美国风湿病学会(American College of Rheumatology,ACR)1977 年痛风分类标准和 2015 年美国风湿病学会(ACR)与欧洲抗风湿病联盟(the European League Against Rheumatism,

EULAR)共同制定的痛风分类标准。值得注意的是,这两个分类标准均将关节穿刺液镜检发现尿酸盐晶体(monosodium urate,MSU)作为诊断的金标准。由于痛风患病率逐渐升高,已成为炎性关节病的最常见病因,再加上临床工作中症状不典型的痛风患者十分常见,因此,对于所有考虑为炎性关节病但临床难以确诊具体病因的患者,通过关节滑液穿刺、晶体镜检进行诊断及鉴别诊断至关重要。

表1为2015年美国风湿病学会/欧洲抗风湿联盟痛风分类标准。

表1　2015年ACR/EULAR痛风分类标准

	标准	分类	得分
临床表现	受累关节部位和数目	踝关节/足中段(单关节或寡关节)	1
		第一跖趾关节(单关节或寡关节)	2
	特异性症状数目(红肿、明显疼痛、活动受限)	1	1
		2	2
		3	3
	典型发作次数(符合2~3条为典型发作:①疼痛达峰时间<24小时;②症状缓解时间<14天;③间歇期)	单次典型发作	1
		多次典型发作	2
	痛风石	有	4

续表

	标准	分类	得分
实验室指标	血尿酸水平(未使用降尿酸药物;急性发作 4 周后;任意时间的最高值)在有症状的关节滑液尿酸盐结晶分析	$360\sim479\mu mol/L$	2
		$480\sim599\mu mol/L$	3
		$\geqslant600\mu mol/L$	4
		$<240\mu mol/L$	—4
		阴性	—2
影像学	超声双轨征或双能 CT 发现尿酸盐沉积	有	4
	X 线示痛风骨侵蚀表现	有	4

六、高尿酸血症及痛风是如何分期的

按照临床病程划分,高尿酸血症及痛风通常分为以下四个经典阶段:

第一阶段:无症状的高尿酸血症期。此期并非所有的高尿酸血症患者均会发生痛风或其他临床表现,部分患者只有持续无症状的高尿酸血症。考虑到药物不良反应、费用,对单纯的高尿酸血症通常不建议立即进行药物治疗,而首先进行饮食控制、生活方式调整,同时积极寻找发生高尿酸血症的原因,并控制相关危险因素和疾病。但需注意的是,若血尿酸水平大于 12 mg/dL,或 24 h 尿液中尿酸盐的排泄量大于 1100 mg,则发生尿酸结晶沉积的概率极高。

第二阶段:急性痛风性关节炎期。此期高尿酸血症是痛风发作的基础。血清尿酸盐浓度越高,高浓度持续时间越长,则发生痛风和尿路结石的机会就越高。急性痛风好发于下肢关节,典型发作表现为起病急骤,患者可因疼痛而于夜间惊醒,数小时内症状发展至高峰,关节及周围软组织出现明显的红、肿、热、痛,疼痛剧烈,甚至无法忍受被褥的覆盖。大关节受累时可出现关节渗液,并可伴有头痛、发热、白细胞增高等全身症状。多数患者在发病前无前驱症状,但部分患者发病前可有疲乏、周身不适、关节局部刺痛等先兆。半数以上患者首发于足第一跖趾关节,而在整个病程中,约90%患者的该关节可被累及,跖趾关节、踝关节、膝关节、指关节、腕关节、肘关节亦为好发部位,而肩关节、髋关节、脊椎关节等则较少发病;初次发病多为单关节受累,反复发作后受累关节可增多;春秋季多发,关节局部损伤如外伤、穿鞋过紧、走路过多、外科手术、饱餐、饮酒、过度疲劳、受冷、受潮、感染等都可能是诱发因素。自然病程常短于两周,若治疗及时,症状可于数小时内缓解。部分肾功能不全且长期应用利尿剂的患者,一开始就可为多关节受累,且可能很早就出现痛风石。约30%的患者在急性痛风关节炎发作时,尿酸值正常,因此,在急性期过后评价患者的尿酸水平则更为准确。

第三阶段:间歇期。此期急性痛风发作得到缓解后,可不留下后遗症,或仅留下炎症区的肤色改变。不发作期或间歇期的定期随诊对早期发现、早期诊断及预防复发意义重大。对于二次急性发作的间隔时间,目前尚无定论,可长达10余年,亦可短至数月,部分患者可终身不再发作。但持续高尿酸血症的患者,约半数在一年内复发,绝大多数在两年内复发。随着病情的进展,间歇期逐渐缩短;如不进行有效防治,可导致痛风石形成或其他慢性并发症发生。

第四阶段:慢性痛风石及慢性痛风性关节炎。此期易出现高尿酸血症的并发症。绝大多数患者未长期坚持控制高尿酸血症,以至于身体长期暴露在高尿酸环境中。此期的患者,会有较多的关节受到侵犯,痛风发作也更为频繁,发作时的症状将渐趋不典型,对药物治疗的反应也较差,发作的持续时间会更长,病情逐渐进展为慢性、对称性、多发性关节炎,最终出现关节畸形。尿酸盐可在关节附近的肌腱腱鞘及皮肤结缔组织中沉积,进而形成痛风结节或痛风石,甚至破溃成瘘管、慢性炎症性肉芽肿等,破溃非常不易愈合。痛风结节的发生与血尿酸盐增高的程度有关。据文献报告,血尿酸在 8 mg/dL 以下者,90% 患者无痛风结节。发生时间较短的质软结节,在限制嘌呤饮食及应用降尿酸药物后,可逐渐缩小甚至消失;但发生时间较长的质硬结节,由于纤维增生而不易消失。目前认为,血尿酸水平在 6 mg/dL 以下者,痛风结石可逐渐溶解。

此外,2018 版 EULAR 痛风诊断专家建议更新,推荐采用新的高尿酸血症及痛风分期方法(图 1),具体为:

第一期:无症状高尿酸血症期(无尿酸盐晶体沉积)。

第二期:无症状尿酸盐晶体沉积期(无痛风性关节炎发作)。

第三期:痛风性关节炎发作及发作间期(有尿酸盐晶

体沉积）。

　　第四期：进展性/慢性痛风性关节炎期（有痛风石、骨破坏等）。

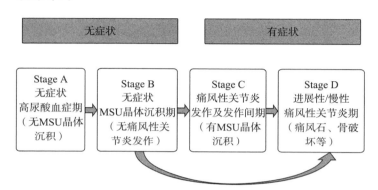

图1　2018版EULAR痛风诊断专家建议更新推荐
采用新的高尿酸血症及痛风分期方法

七、什么是痛风性肾病

　　高尿酸血症与肾脏病互为因果：一方面，肾脏排泄尿酸减少可导致高尿酸血症，此种原因是高尿酸血症的常见病因；另一方面，尿酸盐结晶在肾脏沉积，可以引起肾结石和慢性肾脏病，导致腰痛、血尿、蛋白尿、高血压、肾功能异常等。高尿酸血症患者尿酸盐结晶导致的肾脏损害可分为急性与慢性损害。急性损害在原发性痛风中少见，多由肿瘤溶解综合征等继发原因引起；慢性损害包括慢性尿酸盐肾病和尿酸性肾结石。有研究显示，病程大于10年的高尿酸血症患者中约1/3会出现肾脏损害。

（1）慢性尿酸盐肾病。慢性尿酸盐肾病也叫痛风性肾病，长期高尿酸血症可导致微小的尿酸盐结晶沉积于肾脏远端集合管和肾间质内，特别是肾髓质和乳头区，进而导致慢性肾小管—间质性肾炎，引起肾小管萎缩变形、间质纤维化，严重者可引起肾小球缺血性硬化。临床表现不具有特异性，可表现为尿浓缩功能下降（如夜尿增多、低比重尿、小分子蛋白尿）或肾小球滤过率下降，但肾功能损伤程度与尿酸升高水平可能并不平行。慢性尿酸盐肾病一般发展较慢，进展至终末期肾病需 10～20 年。多数患者有反复痛风发作史及痛风石形成。由于痛风患者常伴有高血压、动脉硬化、肾结石、尿路感染等，因此，痛风性肾病可能是综合因素作用的结果。

（2）尿酸性肾结石。在有痛风病史的高尿酸血症患者中，肾结石发生率为 20%～25%，明显高于无痛风史者。部分患者出现肾结石症状早于关节炎发作。继发性高尿酸血症患者的尿路结石发生率更高。结石主要有尿酸性结石和草酸钙结石。在美国和欧洲，尿酸性结石占泌尿系结石的 8%～14%，痛风结石患者中纯尿酸结石者比例较多。尿液 pH 值呈酸性和尿中尿酸浓度增加呈过饱和状态，为尿酸性肾结石形成的两大主要因素。痛风患者持续的酸性尿（pH 值 5.0～5.5）可能与肾脏排氨障碍有关。另外，肥胖、代谢综合征、慢性腹泻、糖尿病也是尿酸性肾结石形成的危险因素。尿酸性肾结石患者的临床表现为：常常出现腰痛急性发作或血尿，不同大小、形状及部位的结石可引起不同程度的尿路梗阻或肾绞痛。大量尿酸结晶广泛阻塞肾小管腔,或尿路结石造成尿道梗阻,可导致急性肾功能衰竭。通过多饮水、碱化尿液、降低血尿酸水平等措施,可挽救部分肾功能。肾小管或尿道慢性梗阻可引起肾积水、肾实质性萎缩,若不及时诊治,最终可发展为终末期肾病。

痛风患者若出现慢性肾脏病症状或上述非特异性临床表现,如夜尿增多、低比重尿、小分子蛋白尿、肾小球滤过率下降等,并出现肾功能不全及血尿酸水平升高,则需要考虑是否为尿酸盐肾病。肾活检结果显示肾髓质中有尿酸盐结晶可确诊。本病临床上需要与高血压肾损害、糖尿病肾病、肥胖相关肾病相鉴别。对于有痛风或高尿酸血症病史的患者,若出现腹痛或腰痛症状,需要考虑是否为尿酸性结石。放射影像学诊断首选非增强 CT,这是因为若为纯尿酸结石,放射线能够透过,X 线平片并无帮助。区分痛风患者的肾结石成分对指导治疗很有帮助,最好是通过已排出结石的化学分析来明确结石的类型。另外,双能 CT 扫描可区分不同类型的结石,包括尿酸结石和草酸钙结石。

在预防及治疗上,对慢性尿酸盐肾病最有效的预防措施为高尿酸血症期早期发现及治疗。痛风患者只有长期有效地控制血尿酸水平,减少痛风的反复发作,才能从根本上预防尿酸盐肾病。如果已经进展至慢性肾脏病,治疗上除了降低尿酸水平之外,还包括控制血压、治疗贫血、纠正钙磷代谢紊乱等慢性肾脏病并发症的治疗。尿酸性结石的治疗及预防应包括:

(1)增加液体摄入,要求 24 h 尿量达到 2.5 L 以上。

(2)碱化尿液,尿液 pH 值目标在 6.2～6.9 之间,pH 值>7 并不能进一步避免尿酸结石形成,还可能增加磷酸钙和碳酸钙结石形成的风险。可给予碳酸氢钠或枸橼酸盐制剂,可根据患者尿路结石情况及尿 pH 值调整剂量。

(3)饮食上减少嘌呤摄入,酌情使用黄嘌呤氧化酶抑制剂(别嘌醇或非布司他),减少尿酸生成。使用黄嘌呤氧化酶抑制剂不仅对尿酸结石有效,对痛风合并含钙结石患者也可显著降低结石相关事件发生率。

八、生活方式干预的内容有哪些

生活方式干预是治疗高尿酸血症及痛风的核心,核心内涵包括健康饮食、戒烟酒、坚持运动和控制体重。

对于已有痛风、代谢性心血管疾病危险因素的患者,饮食上应以低嘌呤食物(如各种谷类制品、水果、蔬菜、奶制品、鸡蛋)为主,严格控制摄入嘌呤含量高的食物(包括动物内脏、浓肉汤、啤酒、甜饮料、海鲜、红肉等)。

长期大量饮酒可导致血尿酸水平增高,且饮酒时常进食高嘌呤食物,酒能加快嘌呤的代谢,导致体内血尿酸水平增高而诱发痛风性关节炎的急性发作。过量饮酒,还会使食欲下降,食物摄入减少,以致缺乏多种营养素;长期过量饮酒还会造成酒精性肝硬化;过量饮酒会增加高血压、中风等的患病率,并可导致事故及暴力的增加等。指南建议痛风急性发作期和慢性痛风石性关节炎的患者应避免饮酒;痛风间歇期血尿酸水平达标后仍应控制酒精的摄入,男性不宜超过 2 个酒精单位/日,女性不宜超过 1 个酒精单位/日[1 个酒精单位≈14 g 纯酒精,即酒精体积分数(alcohol by volume,ABV)12% 的红葡萄酒 145 mL、ABV 3.5% 的啤酒 497 mL 或 ABV 40% 的蒸馏酒 43 mL]。

肥胖与多种疾病相关,减重是生活方式干预中的重要环节。减少热卡的摄入,可在原有热卡摄入基础上减少每日热卡总量。肥胖者多数能耐受减少 500~600 kcal/d 的饮食,而对 BMI≥30 者,可酌情给予减少 1000 kcal/d 的低热卡饮食;选择高质量的食物,少食或不食高脂肪、高糖、高嘌呤食物,鼓励进食新鲜水果、蔬菜和全麦食品(杂粮)等;避免久坐,每小时至少起来活动 5 min,可走路、做关节操或做拉伸等动作,以避免久坐对代谢和健康造成不良影响;坚持每日运动,提倡每日根据个体身体情况进行 30~60 min 轻至中等强度的有氧活动,并鼓励每周进行两三次抗阻肌力训练。制订体重减轻计划,确定一段时间内应达到的合理的减肥目标,安全的减重速度为体重下降每周不超过 0.5 kg,不提倡饥饿减肥,不主张禁食这样的减肥措施,因其可导致大量细胞破裂,引起尿酸升高。因此,应采用合适的减肥方式,每月下降 1 kg 为合适的减肥速度。宜多饮水以利于尿酸排出。避免过度劳累、紧张、饮酒、受冷、受湿、关节损伤等危险因素。

九、哪些常用药物会使血尿酸升高

临床上能使血清尿酸升高的常用药物包括：利尿剂（尤其是噻嗪类）、阿司匹林、糖皮质激素、胰岛素、环孢菌素、他克莫司、尼古丁、吡嗪酰胺、烟酸、抗帕金森病药物、抗肿瘤药物等。对于这些药物，能不用尽量不用。例如，高血压合并高尿酸血症患者应首选噻嗪类利尿剂以外的降压药物，如果必须服用利尿剂以控制血压，则应避免选用噻嗪类利尿剂，同时应碱化尿液和多饮水，保持每日尿量在 2000 mL 以上。对于其他可升高血尿酸的药物，若临床上必须使用，应与相应专科医生充分沟通以决定如何使用，并需要定期监测血尿酸水平，必要时给予降尿酸治疗。

十、高尿酸血症及痛风患者如何预防心脑血管疾病

高尿酸血症是心血管疾病的独立危险因素，同时与许多传统的心血管危险因素相互作用参与心脑血管疾病的发生、发展及转归。研究显示，血尿酸水平每升高 60 μmol/L，女性心血管病的病死率和缺血性心脏病的病死率分别增加 26% 和 30%，男性分别增加 9% 和 17%。美国心脏病协会把高尿酸血症列为动脉粥样硬化性疾病的危险因素及动脉硬化的促进因子。高尿酸血症患者常伴高血压、高脂血症、动脉粥样硬化、冠心病和 2 型糖尿病。在年长高尿酸血症或痛风患者的死亡原因中，心血管因素

远远超过肾功能不全的因素。关于高尿酸血症与上述疾病之间的联系,可能与肥胖、饮食、饮酒等共同因素有关。动脉粥样硬化性心血管疾病的危险因素中,除年龄和性别(男性>40 岁;女性绝经后)及家族史无法改变外,吸烟、超重或肥胖、高血压、血脂异常、糖尿病或糖耐量异常等都是可干预的。应鼓励患者戒烟,保持理想体重,以及将血压、血脂、血糖控制在理想范围等。

知识点 2

痛风发作的诱因

痛风的根本原因是高尿酸血症。血尿酸越高,痛风发作越频繁,发病年龄越小,对机体的危害越严重。有研究显示,中国高尿酸血症患者已占总人口的 13.3%,而痛风的患病率为 1%～3%。也就是说,并不是所有的高尿酸血症患者一定会发展为痛风,而只有约 1/3 的高尿酸血症患者最终会发展为痛风。为什么只有这部分人会发展为痛风呢?答案是这部分人存在诱发痛风发作的诱因。这不难理解,就好像"手榴弹爆炸需要引线,火箭升空需要点火"一样,痛风的发作需要诱因。如果没有诱因,痛风也不会无缘无故地随机发作。那么,痛风发作的诱因有哪些呢?如下所示:

一、酒

无论是白酒还是啤酒,也无论是黄酒还是洋酒,只要是酒,都可导致血尿酸突然升高而诱发痛风发作,其中以啤酒和烈性白酒诱发痛风发作的风险更高。究其原因,主要有以下三个方面：

（1）乙醇代谢可使血乳酸浓度升高，而乳酸会抑制肾脏对尿酸的排泄，进而导致血尿酸浓度升高。

（2）乙醇可促进嘌呤代谢加速而使血尿酸浓度快速升高。

（3）酒类可提供嘌呤原料。

另外，中国人饮酒总得有点"下酒菜"，而下酒菜基本上都是高嘌呤食物。所以说，高尿酸血症患者应该戒酒。

二、食

此处的"食"是指暴食，一次性进食大量的高嘌呤食物，如肝、肾等动物内脏，海鲜、牛羊肉等肉食，均可使血尿酸水平快速升高而诱发痛风发作。另外，食物的烹饪方式也会影响嘌呤的摄入量，有时候甚至比食物本身的影响还大，如肉汤中的嘌呤含量就远远大于肉食本身的嘌呤含量，这就是为什么有"喝涮锅汤等于喝尿酸"一说了。所以，高尿酸血症及痛风患者应尽量少食或不食汤类食品。

三、凉

着凉是诱发痛风发作的常见诱因之一。关节着凉，如在冬天未做好保暖，血液中的尿酸容易在关节析出，形成尿酸盐结晶而诱发痛风。痛风发病过程中的第一步就是尿酸盐结晶在关节腔内外组织中析出并沉积。尿酸结晶析出与否与尿酸的溶解度有关,而尿酸盐的溶解度又与温度有关。在 37℃时,尿酸盐的溶解度是 408 μmol/L;当温度下降到 30℃时,尿酸盐的溶解度就只有 268 μmol/L。对机体而言,如果外界环境温度为 20℃,虽然身体中心部位的体温仍然能保持 37℃左右,但四肢末端的体温可能只有 28℃,在这些部位,尿酸的溶解度就会相应地降低,尿酸盐结晶就容易析出并沉积于此。这也就是为什么痛风多发生在春夏和秋冬交替之时——因为气温变化大;或多在夜间发作——因为气温低;或多发生在夏天开着空调的室内——因为脚露在被子外面,关节局部温度降低;等等。因此,高尿酸血症及痛风患者需要特别注意四肢末端的保暖,防止受凉。

四、肥

高尿酸血症及痛风最喜欢"欺负"肥胖人,因为肥胖在增加尿酸合成的同时,还减少尿酸的排泄。一方面,随着体重的增加,体内的脂肪也会成比例地增多,而过多的脂肪可增加核酸的新陈代谢,也就增加了嘌呤的代谢量,嘌呤代谢的产物就是尿酸,最终导致尿酸的合成增加;内脏脂肪增多后还会产生大量的游离脂肪酸(free fatty acids, FFA),过多的游离脂肪酸会影响尿酸合成酶类的活性,促进尿酸生成。过多的游离脂肪酸会加重肝脏的代谢负担,从而导致促进尿酸合成的酶类功能亢进,最终使尿酸合成增加。另一方面,脂肪还具有抑制尿酸排出的作用,长期肥胖可引起肾脏血流量减少,肾脏功能减弱后可直接影响尿酸的排泄;肥胖者存在胰岛素抵抗与体液酸化,这些也在一定程度上影响了尿酸的排泄。所以说,痛风患者应控制体重。

五、病

凡能导致人体细胞被大量破坏的疾病,如白血病、骨髓瘤、红细胞增多症、肌溶解、代谢性酸中毒、肿瘤放疗等,都会引起血尿酸突然升高,从而诱发痛风发作。以白血病为例,白血病患者的白细胞数量异常,大量异常增生的白细胞核酸分解后可使尿酸排出量增加数十倍。另外,当白血病患者接受化疗、放疗、糖皮质激素治疗时,其血尿酸的浓度也会迅速增高。因此,在治疗白血病时,必须补充充分的液体,以保证一定的尿量,必要时服用抑制尿酸生成的药物作为预防性治疗。如发生肾功能衰竭,应及时限制补液量并做透析治疗等。

六、累

有些人连续加班几天后痛风发作了;有些人旅游归来后痛风发作了;有些人搬完家后痛风发作了;等等。这些引起痛风发作的诱因貌似相互之间没有关联,其实都有一个共同点——劳累。劳累和疲劳会导致机体能量大量消耗,代谢废物大量堆积,并干扰尿酸的排泄,从而诱发痛风发作。另外,如果痛风已经发作了,患者再去加班或从事力所不能及的工作,也会加重痛风的病情,延长痛风发作的时间。因此,建议患者不要过于劳累。

七、伤

有部分痛风患者的首发关节位置不是第一跖趾关节,而是受伤或曾经受伤的关节,如膝关节、踝关节、腕关节、肘关节等。受伤的关节之所以更容易发生或更早发生痛风,一方面是因为受伤关节的结构发生了变化,而尿酸更容易在这样的关节上沉积下来,有研究显示,许多患者可能在血尿酸水平达到 600 μmol/L 时痛风关节炎才开始发作,而一旦有关节损伤,血尿酸水平达到 500 μmol/L 时痛风关节炎就会发作;另一方面是因为关节受伤后,关节液中的白细胞数量增多,并可在尿酸的刺激下产生炎性细胞因子,引起炎症反应,进而诱发痛风发作。另外,在用劲揉、按关节,蒸桑拿等时,关节局部的尿酸盐也很容易快速析出而诱发痛风。

八、药

许多药物会促进尿酸的合成或干扰尿酸从肾脏排泄,从而引起血尿酸突然升高,这些药物包括利尿剂、小剂量阿司匹林、免疫抑制剂、抗结核药、化疗药、降糖药、调脂药等。对于这些药物对尿酸的影响,本书已进行过讨论,就不再重复论述。需要说明的是,降尿酸的药物本身在某些情况下也会诱发痛风发作。这种情况一般发生在慢性痛风性关节病患者身上,在应用降尿酸药物使血尿酸浓度快速降低的时候,痛风石表面溶解,释放出针状尿酸盐结晶,进而诱发痛风发作。

九、愁

"愁字心上秋",愁的人一般心理压力大,而压力大也会诱发痛风发作。相关研究结果显示,诱发痛风发作的因素由高到低依次为:精神压力、过度疲劳、饮食、环境因素等。可见,压力过大的确可以诱发痛风发作。过度紧张、悲伤、沮丧、恐惧等,都会导致机体内分泌紊乱,从而引起尿酸代谢异常,使内源性尿酸急剧升高,导致痛风发作。如果再"借酒浇愁",那就更"雪上加霜"了。

十、菌

严重的细菌感染会引起白细胞计数升高、组织细胞被大量破坏、代谢性酸中毒等,进而引起尿酸产生过多和尿酸排泄障碍,使血尿酸水平快速升高。需要特别小心的是,在临床上,很多情况下把痛风性关节炎误诊为感染性关节炎而使用抗生素治疗。其实,痛风性关节炎是一种无菌性关节炎,对本病使用抗生素治疗是无效的。所以,一定要分清是感染诱发痛风发作,还是痛风性关节炎貌似感染。

知识点 3

高尿酸血症及痛风的药物治疗

高尿酸血症及痛风药物治疗的总体目的，是促进尿酸盐晶体溶解和防止晶体形成，以减少长期高尿酸血症出现临床危害的概率。对于降尿酸治疗的指征，目前学术界尚没有达成共识。

1. 国内一般推荐

（1）痛风性关节炎发作≥2 次。

（2）或者痛风性关节炎发作 1 次且同时合并以下任何一项：

①年龄<40 岁。

②血尿酸>480 μmol/L（8 mg/dL）。

③有痛风石或关节腔尿酸盐沉积证据。

④有尿酸性肾石症或肾功能损害。

⑤有高血压、糖耐量异常或糖尿病、血脂紊乱、肥胖、冠心病、脑卒中、心功能不全等。

2. 美国风湿病学会痛风临床实践指南

2019 年，美国风湿病学会公布的《痛风临床实践指南

(草案)》中,对药物降尿酸治疗的指征按照不同推荐强度给出了建议:

(1)强烈建议药物治疗:痛风出现影像破坏,频繁发作(≥2 次/年),存在痛风石时。

(2)建议药物治疗:既往曾发作 1 次以上,但属于非频繁发作(＜2 次/年)者;第一次发作但符合以下条件者:慢性肾脏病 3 期以上,血尿酸≥540 μmol/L(9 mg/dL)或存在泌尿系结石。

(3)一般不建议药物治疗:不符合上述条件的第一次发作者,即使影像学(包括彩色超声或双能 CT)提示存在尿酸盐结晶沉积的无症状高尿酸血症者。

降尿酸治疗的时机和目标是什么?大多数痛风指南均不建议在痛风急性发作期开始时启动降尿酸药物治疗,而主张在抗炎、镇痛治疗 2 周后再考虑使用降尿酸药物。但如果是在稳定的降尿酸治疗过程中出现痛风急性发作,则此时无须停用降尿酸药物,可同时进行抗炎、镇痛治疗。目标是将痛风患者的血尿酸水平降至 360 μmol/L 以下,并长期维持;若患者已出现痛风石、慢性痛风性关节炎或痛风性关节炎频繁发作,则应将血尿酸水平降至 300 μmol/L 以下,直至痛风石完全溶解且关节炎频繁发作症状改善,之后可将治疗目标改为血尿酸＜360 μmol/L,并长期维持。需要注意的是,正常范围的尿酸有其重要的生理功能,血尿酸过低可能增加阿尔茨海默病等神经退行性疾病的风险。因此,不主张将血尿酸水平降至 180 μmol/L 以下。

一、降尿酸药物治疗

目前,国内常用的降尿酸药物包括抑制尿酸合成(别嘌醇和非布司他)和促进尿酸排泄(苯溴马隆)两大类。别嘌醇和非布司他均通过抑制黄嘌呤氧化酶活性来减少尿酸合成,从而降低血尿酸水平;而苯溴马隆则通过抑制肾小管尿酸转运蛋白-1来抑制肾小管尿酸重吸收,从而促进尿酸排泄,降低血尿酸水平。

(1)别嘌醇:一线治疗选择。成人初始剂量一次 50 mg,一日一次或两次,每 4 周测一次血尿酸水平,不达标者每次递增 50~100 mg。一般剂量为 200~300 mg/d,分两三次服用;一日最大剂量为 600 mg,分 3 次服用。肾功能不全患者服用需谨慎,可根据肾小球滤过率估算值(estimated glomerular filtration rate,eGFR)调整剂量,eGFR 为 50~60 mL/min 时,使用常规剂量的 75%;eGFR 为 10~50 mL/min 时,使用常规剂量的 50%;eGFR< 10 mL/min时或透析患者禁用。别嘌醇常见的不良反应为过敏,轻度过敏(如皮疹)可以采用脱敏治疗,重度过敏[迟发性血管炎、剥脱性皮炎、中毒性表皮坏死松解症(toxic epidermal necrolysis,TEN)等]常致死。由于 HLA-B * 5801 基因与别嘌醇严重皮肤副反应(severe cutaneo-us adverse reactions,SCARs)相关,此基因在汉族人中多见,因此建议此基因阳性者不宜服用别嘌醇,如条件允许,治疗前应进行 HLA-B * 5801 基因检测。服用别嘌醇期间还应定期检查肝功能和血常规,若肝功能和血细

胞进行性下降,则应停用药物;严重肝功能不全和明显血细胞减少者禁用。

(2)非布司他:一种非嘌呤结构的选择性黄嘌呤氧化酶抑制剂,对嘌呤和嘧啶代谢中的其他酶类作用很小。推荐初始剂量为一次 20～40 mg,一日一次。若 4 周后血尿酸水平未达标,可递增 20 mg,每日最大剂量为 80 mg。对于轻、中度肾功能不全(肌酐清除率在 30～89 mL/min)及肝功能 Child-Pugh 分级为 A、B 级的患者,无须调整剂量;重度肾功能不全(肌酐清除率＜30 mL/min)者慎用。2018 年年初发布的非布司他和别嘌醇心血管安全性的研究(Cardiovascular Safety of Febuxostat and Allopurinol in Patients with Gout and Cardiovascular Comorbidities),即 CARES 研究显示,痛风合并心血管疾病的患者,使用非布司他的心血管事件总发生率与别嘌醇相当,但全因死亡风险和心血管死亡风险高于别嘌醇。但 2018 年 6 月,美国哈佛医学院一项纳入了近 10 万例老年痛风患者的大型队列研究结果显示,无论患者是否伴有心血管疾病或其心血管疾病风险是高还是低,非布司他组和别嘌醇组心血管事件的主要和次要终点事件风险差异均无统计学意义。医生在选用非布司他前应充分评估,对于有心血管基础疾病或高危因素的患者,需酌情决策是否一定要使用,并注意监测病情。

(3)苯溴马隆:成人起始剂量为 25～50 mg/d,每 4 周左右监测血尿酸水平,若不达标,则缓慢递增剂量至 75～100 mg/d。苯溴马隆可用于轻中度肾功能异常或肾移植患者,对于 eGFR 为 20～60 mL/min 者,推荐剂量不超过

50 mg/d;eGFR<20 mL/min 或尿酸性肾石症患者禁用。目前对使用促尿酸排泄药物时是否需要碱化尿液仍有争议,多数学者认为需要碱化尿液。

碱化尿液:碳酸氢钠 3～6 g/d,分 3 次口服,可将尿 pH 值维持在 6.2～6.9 范围内,有利于尿酸盐晶体的溶解;但切忌过度碱化,若尿 pH 值超过 7.0,则易形成草酸钙及其他种类的结石。枸橼酸盐是尿中最强的内源性结石形成抑制物,同时可碱化尿液,增加尿酸溶解度,溶解尿酸结石并防止新结石的形成。枸橼酸制剂包括枸橼酸氢钾钠、枸橼酸钾和枸橼酸钠,以枸橼酸氢钾钠最为常用。枸橼酸氢钾钠起始剂量为 2.5～5.0 g/d,服用期间需监测尿 pH 值以调整剂量,避免过度碱化。急性肾损伤或慢性肾衰竭(G4～G5 期)、严重酸碱平衡失调及肝功能不全患者禁用。

(4)其他降尿酸药物:对难治性痛风、其他药物疗效不佳或存在禁忌证、血液系统恶性肿瘤或放化疗所致的急性血尿酸显著升高者,可考虑使用尿酸氧化酶,包括拉布立酶(rasburicase)和普瑞凯希(pegloticase)。新型降尿酸药物 RDEA594(lesinurad),可通过抑制肾小管尿酸转运蛋白-1 和有机酸转运子发挥作用,用于单一足量使用黄嘌呤氧化酶抑制剂仍不能达标的痛风患者,可与黄嘌呤氧化酶抑制剂联合使用。目前这些药均未在国内上市。

还有一些主要功效并非降尿酸的药物也有一定程度的降低尿酸的作用,如治疗高血压的氯沙坦、治疗高甘油三酯血症的非诺贝特等。当高血压或高脂血症患者合并高尿酸血症时,在选择降压药物和降脂药物时,可优先选择这类药物。

二、痛风性关节炎的药物治疗

痛风性关节炎急性期药物治疗的主要目的是迅速控制炎症,缓解疼痛。急性期应卧床休息并抬高患肢,力争在发作 24 h 内开始应用药物治疗。一线治疗药物有秋水仙碱和非甾体抗炎药,当存在治疗禁忌或治疗效果不佳时,也可考虑短期应用糖皮质激素进行抗炎治疗。若单一用药治疗效果不佳,可选择上述药物联合治疗。

(1)秋水仙碱:越早使用效果越好,推荐在发作 12 h 之内尽早使用,若超过 36 h,则疗效显著降低。以小剂量 1 mg 起始,1 h 后追加 0.5 mg,12 h 后按照每次 0.5 mg,每天一次或两次服用。肾功能损害患者须酌情减量,eGFR 为 35～49 mL/min 时每日最大剂量为 0.5 mg;eGFR 为 10～34 mL/min 时最大剂量为 0.5 mg,隔日一次;eGFR＜10 mL/min 时或透析患者禁用。秋水仙碱不良反应随剂量增加而增大,常见的有恶心、呕吐、腹泻、腹痛等胃肠道反应,症状出现时应立即停药;少数患者可出现肝功能异常,转氨酶升高超过正常值 2 倍时须停药;可引起肾脏损害,出现血尿、少尿、肾功能异常;秋水仙碱还可引起骨髓抑制,使用时应注意监测血常规。需要特殊说明的是,目前已摒弃秋水仙碱说明书中的大剂量使用方法,不当使用可引起严重不良反应,如肝衰竭、白细胞减少或粒细胞缺乏症等。使用细胞色素 P3A4 或磷酸化糖蛋白抑制剂者(如环孢素 A、克拉霉素、维拉帕米、酮康唑等)应避免使用秋水仙碱。

（2）非甾体抗炎药（non-steroidal antiinflammatory drugs，NSAIDs）：痛风急性发作时，若无禁忌推荐早期足量使用 NSAIDs 速效制剂，如依托考昔、双氯芬酸钠、美洛昔康等。长期使用 NSAIDs 可引起消化道溃疡、胃肠道穿孔、上消化道出血等胃肠道不良反应，因此有活动性消化道溃疡/出血或既往有复发性消化道溃疡/出血病史者禁用所有 NSAIDs。部分 NSAIDs 可增加心血管事件的危险性，因此合并心肌梗死、心功能不全者避免使用。在 NSAIDs 使用过程中需监测肾功能，慢性肾脏病患者不建议使用。

（3）糖皮质激素：主要用于急性痛风发作伴有全身症状、肾功能不全、秋水仙碱和非甾体抗炎药无效或使用禁忌的患者。一般推荐口服泼尼松 0.5 mg/（kg·d），连续用药 5～10 天；或者从 0.5 mg/（kg·d）开始，用药 2～5 天症状好转后逐渐减量，7～10 天内停药，不宜长期使用。若痛风急性发作累及大关节，或口服治疗效果差，则可给予关节腔内或肌肉注射糖皮质激素，如复方倍他米松和曲安奈德，但需排除关节感染，并避免短期内反复注射。使用糖皮质激素治疗时应注意预防和治疗高血压、糖尿病、高血脂、水钠潴留、感染、胃肠道风险、骨质疏松等不良反应。另外，应避免使用长效制剂。

三、药物降尿酸治疗期间预防痛风急性发作的治疗

血尿酸波动可诱发痛风急性发作，在降尿酸治疗期间

出现尿酸波动及其导致的反复的急性发作症状,实属在所难免。那么,如何预防降尿酸治疗期间痛风的急性发作呢?一般主张在初始降尿酸治疗的 3～6 个月内,可口服小剂量秋水仙碱 0.5 mg,每日 1 次或 2 次。当秋水仙碱预防无效或存在用药禁忌时,可考虑应用低剂量非甾体抗炎药作为预防性治疗。当上述两药存在使用禁忌或疗效不佳时,也可应用小剂量泼尼松(5～10 mg/d)预防急性发作,但应注意预防和治疗糖皮质激素长期应用的不良反应。

四、预后

如果能及早诊断并进行规范化的治疗,大多数高尿酸血症和痛风患者可正常工作生活,预后相对良好。慢性期病变的不确定性较大,如能长期规范达标治疗,痛风石可缩小甚至消失,关节症状和功能改善,相关肾病也可减轻;如果未能长期达标治疗,则关节功能可逐步丧失,相关肾病也可进展至终末期肾病。伴发高血压、糖尿病、其他肾病及心血管疾病者预后欠佳。

知识点 4

简述中医药对痛风的认识

一、中医对痛风病名的认识

现代医学认为,痛风是由嘌呤代谢紊乱、血尿酸增高,造成尿酸盐结晶沉积在关节及皮下组织而致的一种疾病。临床上以高尿酸血症、特征性急性关节炎反复发作、痛风结石形成为特点,严重者可致关节畸形及功能障碍、急性梗阻性肾病或痛风性肾病等。中医学中亦有"痛风"之名。古籍中,"痛风"一词最早见于梁代陶弘景《名医别录》中"独活,微温,无毒。主治诸贼风,百节痛风无久新者"。朱丹溪《格致余论·痛风论》云:"彼痛风者,大率因血受热,已自沸腾,其后或涉冷水,或立湿地,或扇取凉,或卧当风,寒凉外搏,热血得寒,汗浊凝涩,所以作痛,夜则痛甚,行于阴也。"当然,古代中医学之痛风与现代西医学之痛风有一定区别。这一点,笔者认同朱良春教授的观点:"中医学之痛风是广义的痹证,而西医学之痛风则是指嘌呤代谢紊乱引起高尿酸血症的痛风性关节炎及其并发症,所以病名虽同,概念则异。"故当痛风以急、慢性关节炎为主要表现的时候,应属于中医学中的"痹症""白虎历节病"等范畴。《素问·痹论篇》曰:"痹之安生？岐伯对曰:风寒湿三气杂至,合而为痹也,其风气胜者为行痹,寒气胜者为痛痹,湿气胜者为著痹也。"痛风发作时,局部红肿热痛,与以下描述类似:许慎《普济本事方》论有"风热成历节,攻手足指作赤肿";元代朱丹溪《丹溪心法》论有"痛风而痛有常处,其痛处赤肿灼热";《杂症会心录》提示"筋脉不利,不能转移,手足肿痛如锥,苦楚异状;以阳明主宗筋,筋热则四肢缓纵,痛历关节"。同时,《金匮要略·中风历节病脉证并治第五》中"诸肢节疼痛,身体魁羸,脚肿如脱……桂枝芍药知母汤主之"及"病历节,不可屈伸、疼痛,乌头汤主之",分别论述了风湿、寒湿历节的证治。张伯臾主编的《中医内科学》(上海科学技术出版社,1985 年 10 月版)将痹证以风寒湿痹、风湿热痹分而治之,这些都为临床上治疗痛风提供了理论基础。

二、中医对痛风病因病机的认识

急性痛风性关节炎发作,局部呈典型的红、肿、热、痛,故主要隶属痹症中的热痹。痛风系由正气不足,感受风、寒、湿之邪,日久不愈,留滞经络关节,郁而化热,或感受风热夹湿之邪,而致风湿热合邪为患,或嗜食膏粱厚味,蕴结脾胃,阻碍脾胃运行,尤其损害脾肾清浊代谢功能,脾失健运,升清降浊无权,肾乏气化,分清泌浊失司,水谷不归正化,浊毒内生,滞留血中,随血行散布,最终导致痰火湿浊瘀阻,流滞关节经络,气血不畅所致,如《金匮翼·热痹》云:"热痹者,痹热于内也……脏腑经络,先有蓄热,而复遇风寒湿气客之,热为寒郁,气不得通,久之寒亦化热,则痹熻然而闷也。"内因是痛风发作的基础,如:

(1)素体虚弱、正所不足、腠理不密、卫外不固:《灵枢·五变篇》中"粗理而肉不坚者,善病痹";清代董西园《医级》中"盖邪之感人,非虚不痹"。

(2)素体阳盛或阴虚,热邪内生:《素问·痹论》中"其热者,阳气多,阴气少,病气胜,阳遭阴,故为热痹",从这里可以看出,"阳气多,阴气少"的虚热型体质容易罹患热痹。

(3)感邪化热:叶天士《临证指南医案》中"有暑伤气,湿热入络而成痹者";《医学入门》中"热痹,或湿生热,或风寒郁热"。

(4)过用热药:明代龚居中《红炉点雪》中"药饵有停蓄肢节亦令人痹";《杂症会心录》示"服热药太过,胃中蕴热日深,筋脉不利,不能转移,手足肿痛如锥,苦楚异状"。若痛风反复发作,也就是痹症日久,则容易出现三种病理变化:

①风寒湿痹或热痹日久不愈,气血运行不畅日甚,瘀血痰浊阻痹经络,可出现关节周围结节、关节肿大、屈伸不利等症。

②病久使气血伤耗,呈现不同程度的气血亏虚证候。

③痹症日久不愈,复感于邪。病邪因经络病及脏腑,出现脏腑病变,如出现痛风性肾病等。

因此,脾肾清浊代谢失常是痛风发病之本,尿酸浊毒是其病理产物,考虑本病病机属本虚标实,湿、热、痰、瘀为本病的病理关键,在发作期标实尤为突出;病程日久,常出现气血不足、脾及肝肾亏虚的症状。

三、中医对痛风治疗的认识

目前根据国家中医药管理局 1994 年颁布的《中医诊断疗效标准》和《中医病症疗效标准》中痛风的证候,将急性痛风性关节炎分为湿热蕴结、瘀热阻滞、痰浊阻滞、肝肾阴虚等证型,其中最常见的为湿热蕴结,是急性痛风发作期的主要证型。主要临床表现为足趾、手指或膝关节、肘关节的皮肤发红、局部肿胀、灼热,疼如虎啮,行走困难,昼轻夜重,尿赤,烦渴汗出,舌红或绛红,苔黄腻甚至黄燥,脉滑数。治疗以治标为主,宜清热通络,祛风除湿。方用白虎桂枝汤或宣痹汤加减。对于湿热偏盛者,加入四妙散;对于关节红肿热痛较重者,据"肺主皮毛"理论,酌加泻白散;"诸痛痒疮,皆属于心",有灼热疼痛之时,可以用清心火之药物,清心除烦,泻火解毒,如黄连、连翘之类,以缓解其红肿热痛;对于热痹化热伤阴者,可用犀角散加减;对于痹症迁延不愈,出现气血不足、肝肾亏虚者,宜适当加用补益气血、滋养肝肾之品,如独活寄生汤。现代学者吴生元教授认为急性痛风在辨证上,除了湿热内蕴型外还有内寒外热型,表现为关节疼痛,局部触之发热,但自觉畏寒,全身热象不显。治宜健脾渗湿、寒热分消,方用防己黄芪汤加味。对于肿痛较甚者,加用鸡血藤;对于关节屈伸不利者,加用伸筋草。针对急性发作期关节红、肿、热、痛等实证的表现,可冷敷减轻炎症反应,如给予双柏散冷敷关节处。双柏散是广东省已故名老中医黄耀的经验方,1964 年收录于广州中医药大学试用教材《中医伤科学讲义》中,由大黄、侧柏叶、黄柏、泽兰、薄荷 5 味药材按 2∶2∶1∶1∶1 研制成粉末,以适量水调制后,置于冰箱内冷冻 15 min 后外敷于患处,可广泛应用于内外科急症痛症。

总之,热痹作为急性痛风发作的主要表现证型,临床表现多为肢体关节红、肿、热、痛,其治疗当辨发作期、缓解期,辨寒、热、虚实,应在中医师指导下进行论治。另外,中医学历来强调"治未病",主要包括未病先防、既病防变。针对痛风,一样贯彻以预防为主。这和现代医学痛风诊疗指南将改善患者生活方式纳入其中的观点不谋而合。临床上,对于高危未病人群以及无症状高尿酸血症的患者,强调规律作息、禁烟、限酒、控制饮食、适当运动、管理体重等,可有效减少痛风发作;对于痛风已经发作过的患者,宜早期诊治,避免病邪深入。

知识点 5

药源性高尿酸血症

所谓药源性高尿酸血症,是指药物影响机体尿酸的正常代谢,导致血液中尿酸浓度升高而出现的高尿酸血症,属于继发性高尿酸血症的范围。其发病机制主要是药物通过促进内源性尿酸生成和/或减少尿酸排泄,使尿酸的生成和排泄失去平衡,最终导致高尿酸血症的发生。

那么,临床上有哪些常用药物可影响尿酸的水平呢?

一、利尿剂

利尿剂常用于治疗高血压、心力衰竭、水肿、电解质紊乱等。利尿剂是继发性高尿酸血症的重要病因之一,几乎所有的利尿剂都对尿酸的代谢有影响,尤以髓袢利尿剂、噻嗪类利尿剂等排钾利尿药作用最为显著,如呋塞米、依他尼酸、氢氯噻嗪。在临床上,使用利尿剂治疗几天后便可监测到血尿酸水平呈剂量依赖性升高,并在停用利尿剂几个月后恢复到基线水平。利尿剂升高血尿酸的机制与利尿剂产生的血容量减少效应,增加近曲小管对尿酸的重吸收有关。此外,噻嗪类利尿剂和吲达帕胺为弱酸性化合物,可与尿酸竞争分泌部位,使尿酸分泌减少,这也是尿酸升高的原因之一。

二、阿司匹林

阿司匹林具有解热、镇痛、抗炎、抗血小板聚集等多方面的药理作用,在临床上被广泛用于治疗发热、头痛、神经痛、关节痛、肌肉痛、风湿热、不稳定性心绞痛,以及预防心脑血管疾病或其他手术后的血栓形成等。阿司匹林对尿酸代谢的影响是双向的,小剂量时可抑制肾小管分泌尿酸,导致血尿酸浓度升高。有研究发现,使用小剂量阿司匹林1周后,平均血尿酸水平升高6.2%,平均尿酸清除率下降22.8%;随后两周内,随着阿司匹林的剂量增加,血清尿酸浓度和尿酸清除率反而逐渐下降到接近基线水平。大剂量阿司匹林则会抑制尿酸的分泌和重吸收,但对重吸收的抑制作用更强,净效应是使尿酸从尿中排泄增加,有助于降低尿酸水平。

三、抗结核药物

吡嗪酰胺为短程抗结核治疗的核心药物之一,可在菌体内转化为吡嗪酸而发挥抗菌作用。吡嗪酸可与尿酸竞争有机酸的排泄通道,减少尿酸的排泄;乙胺丁醇为人工合成的抗结核药,几乎对所有类型的结核分枝杆菌均有高强度的抗菌活性,其代谢产物约有一半的比例以药物原形从尿液中排出,并和尿酸竞争性排泄,导致血尿酸浓度升高,诱发高尿酸血症。

四、细胞毒性化疗药物

该类药物主要用于治疗血液系统恶性肿瘤,如白血病、淋巴瘤等。这类药物一方面可使细胞死亡数量急剧增加,嘌呤降解加速,引起尿酸蓄积;另一方面还可诱发肿瘤溶解综合征,大量的肿瘤细胞溶解后会释放过多尿酸进入血液循环,从而诱发高尿酸血症。细胞毒性药物引起的高尿酸血症是最严重的药源性高尿酸血症,通常在细胞毒性药物治疗后 2～3 天内出现。

五、免疫抑制剂

免疫抑制剂主要包括环孢素和他克莫司,常用于器官移植抗排斥反应和自身免疫病,如类风湿性关节炎、红斑狼疮、膜性肾小球肾炎、炎性肠病、自身免疫性溶血性贫血等。有研究发现,器官移植受者高尿酸血症的发生率为 5％～84％,痛风发生率为 1.7％～28％。环孢素可直接产生肾毒性,进而影响血尿酸的分泌和排泄。他克莫司可引起剂量依赖性的入球小动脉收缩,导致肾损伤和高尿酸血症。

六、胰酶制剂

胰酶制剂是由胰脂肪酶、胰蛋白酶、胰淀粉酶等多种酶组成的混合物,主要用于消化酶绝对不足或相对不足所引起的各类消化不良症;同时,还能起到补充微量元素和维生素的作用。胰酶制剂中含有大量的嘌呤成分,长期大剂量使用可引起高尿酸血症。

七、重组人粒细胞刺激因子

此类药物被广泛用于癌症化疗或骨髓抑制性治疗等导致的中性粒细胞减少症。注射本品可使白细胞生成增加,使细胞周转速度加快,嘌呤代谢增加,进而使尿酸产生增多而引起高尿酸血症。

八、肌苷

肌苷参与体内核酸代谢、能量代谢和蛋白质合成,常作为食品或医药原料的中间体,广泛应用于各种原因引起的白细胞减少症、血小板减少症、各种心脏疾患、急慢性肝炎、肝硬化等。肌苷本身为次黄嘌呤核苷,为嘌呤代谢的中间产物,在体内可分解出大量的尿酸,从而引起高尿酸血症。

九、维生素

维生素 C 属于酸性物质,有研究显示,维生素 C 摄入量与高尿酸血症具有相关性。大剂量使用维生素 C 可使尿中草酸盐的含量增加 10 倍以上,有可能引起高尿酸血症。烟酸,即维生素 B_3,是人体必需维生素之一。烟酸既可加快嘌呤的生物合成速率,使尿酸的合成增加,也可降低尿酸的排泄量,减少尿酸的清除,进而引起高尿酸血症,且烟酸对尿酸升高的影响呈剂量依赖性。

十、果糖

果糖是一种单糖,存在于水果和蜂蜜中,被广泛应用于食品、医药、保健品的生产中。果糖在代谢过程中可导致细胞内磷酸化减弱和三磷酸腺苷(adenosine triphosphate,ATP)耗竭,进而增加嘌呤代谢酶的活性,加速尿酸的产生。另外,果糖还可通过葡萄糖转运体促进尿酸的再吸收,导致细胞内尿酸升高和高尿酸血症。

十一、左旋多巴

左旋多巴为多巴胺递质的前体物质,属于抗帕金森病药物。左旋多巴进入人体后可代谢成高香草酸和香草酸,与尿酸构成竞争性排泄关系,使尿酸的排泄量减少,从而引起高尿酸血症。

有关降压药、降糖药等对血尿酸水平的影响,已经在相关内容中进行详细讨论,在此不予赘述。

药物引起的血尿酸升高一般无须特殊处理,通过强化生活方式干预等手段和方法大都能消除药物对血尿酸水平的影响。若经过干预和处理后,血尿酸水平仍然持续上升,则可考虑停用可疑药物。当然,对于已有高尿酸血症或痛风的患者,在条件许可的情况下,应尽量避免选用可引起血尿酸水平升高的药物。

知识点 6

什么是"亚临床痛风"

高尿酸血症及痛风是一个连续、慢性的病理生理过程。如果以疾病的进展和表现为依据,可以把这个连续的病理过程分成三个阶段:临床前阶段、临床阶段和病程阶段。如果以是否存在尿酸盐结晶和痛风石为依据,又可大致分为八种状态:无症状高尿酸血症、无症状尿酸盐结晶沉积、无症状高尿酸血症伴尿酸盐结晶、痛风、痛风石性痛风、侵蚀性痛风、初次痛风发作、复发性痛风发作。不同的状态间可以相互重叠。2019 年,全球著名的痛风、高尿酸血症和晶体性疾病学术组织对高尿酸血症及痛风领域相关的概念和术语进行了规范,提出了将没有关节炎临床症状,但有尿酸盐结晶沉积和/或痛风性侵蚀影像证据的患者,称为"间歇期痛风"。于是,国内专家根据我国的命名习惯,把"间歇期痛风"叫作"亚临床痛风"。

那么,在中国的命名习惯中,"亚临床"究竟是指什么呢? 亚临床与我们常说的亚健康又有什么区别呢? 其实,区别还是挺大的。亚临床是一个专业的临床术语,大多是指疾病发生前的一种状态,这个状态可能马上过渡到疾病状态,也可能一直维持在此状态,还可能转变成正常状态。具体地说,就是指没有临床症状、体征,但存在生理性代偿或病理性改变的临床检测证据。例如,临床上的"亚临床甲状腺功能减退症",是指三碘甲状腺原氨酸和甲状腺素水平正常,但促甲状腺素浓度已经升高;而"亚临床甲状腺功能亢进症",则是指三碘甲状腺原氨酸和甲状腺素水平正常,但促甲状腺素浓度已经降低;"无症状性缺血性心脏病"患者可能无临床症状,但心电图显示有缺血改变;中老年人的"亚临床颈动脉硬化",是指颈动脉超声检查发现有较明显的颈动脉内中膜增厚,甚至有斑块形成,但临床上无异常感觉。而亚健康则是指一种临界的状态,更多地反映为包括躯体、心理、情感、思想、行为等各个层面的不适,更多的是一种主观感觉,通过影像、生化、物理检查等一般无法发现明显的异常,疾病定位也不明确,典型的有身体亚健康,心理亚健康,情感、思想以及行为上的亚健康。可见,"亚临床疾病"与"亚健康状态"是有明显区别的。理解了"亚临床疾病"的定义及其与"亚健康状态"的区别后,再来解读亚临床痛风的定义及其意义。亚临床痛风是指临床上没有关节炎的症状,但影像学检查显示有尿酸盐晶体的沉积和/或有痛风性骨侵蚀现象存在。如果按照上述的疾病八大状态来衡量,亚临床痛风大致包含无症状尿酸盐结晶沉积、无症状高尿酸血症伴尿酸盐结晶、侵蚀性痛风等。

"亚临床痛风"概念的意义主要表现在三个方面:

(1)反映了无症状高尿酸血症及痛风的界限渐趋模

糊,强调了在无症状高尿酸血症阶段进行干预的重要性,尤其突出了疾病管理应该是一个连续的过程,需要长期甚至是终身监测与管理的理念。

(2)强调了早期筛查的重要性。要早期查明关节腔及软组织中是否有尿酸盐结晶,以及是否存在骨侵蚀现象,而不能以是否有关节炎症状作为是否发病的依据。这就要求,当发现血尿酸水平升高后,还要定期检查尿酸盐结晶等。近年来推荐将双能 CT 作为尿酸结晶和痛风石的常用检查手段:首先,双能 CT 能准确并特异地识别尿酸盐结晶和其他成分(如钙);其次,双能 CT 干扰因素少,且可定量结晶大小,重复性高;最后,双能 CT 能发现早期无临床症状的尿酸盐沉积的部位及其含量。

(3)亚临床痛风的提出,将疾病的"治疗窗"向前提早了一小步,提倡一旦诊断为亚临床痛风,即应该积极启动相应治疗,即使现阶段还没有出现临床症状。治疗建议:当患者的血尿酸水平≥480 μmol/L 时,要采用药物治疗,建议这部分患者要将血尿酸水平控制在低于 360 μmol/L 的水平,可连续使用秋水仙碱 3～6 个月,同时碱化尿液 3～6 个月。

总之,亚临床痛风概念的提出有其积极意义,最终是为了"早发现、早治疗",防止疾病进入临床痛风阶段及慢性痛风石侵犯期等。

知识点 7

什么是难治性痛风

　　所谓难治性痛风,指的是急性痛风性关节炎没有得到规范化的治疗,之后的数年内反复发作,逐渐出现慢性、多发性、破坏性关节炎伴痛风石形成和尿酸性肾结石,常规剂量的降尿酸药物难以使血尿酸水平达标,治疗效果非常差的痛风。临床上这种情况并不少见,原因是国内绝大多数痛风患者就诊的依从性很低,往往只在疼痛剧烈,甚至出现痛风石形成、关节畸形、肾功能不全,或合并高血压、糖尿病、冠心病等基础病时才愿意规律地治疗。但为时已晚,这个时候往往已经到了"难治性痛风"的阶段。

　　那么,究竟难治性痛风的定义是什么呢? 其实,迄今为止对其还没有形成统一的认识。

　　(1)2012 年,美国风湿病学会关于难治性痛风的判定具有以下两个特征:

　　①治疗后难以达到 360 μmol/L 的目标血尿酸水平。

　　②有持续的痛风临床相关表现:反复痛风发作、慢性痛风性关节炎、痛风石形成、尿酸性肾结石。

　　(2)《中国高尿酸血症与痛风诊疗指南(2019)》对难治

性痛风的定义为具备以下三条中的至少一条：

①常规降尿酸药物单用或联合应用足量、足疗程,血尿酸仍≥360 μmol/L。

②接受规范化治疗,痛风仍发作≥2 次/年。

③存在多发性和(或)进展性痛风石。

(3)发生难治性痛风的原因一般有如下几个：

①未能及早、及时地启动降尿酸治疗,治疗时机延迟。

②患者对降尿酸治疗的依从性差,往往疼痛发作时才治疗,不发作时就不治疗。

③肾功能不全、对降尿酸药物耐受性差等原因,导致无法使用治疗剂量的降尿酸药物。

④小部分患者即使使用足够治疗剂量的药物,仍然无法使血尿酸达标。

事实上,在痛风发病的早期,单关节受累的患者采取降尿酸治疗效果是很好的,然而早期痛风患者就诊时往往只进行对症处理,不愿意配合进一步的检查和治疗,更不愿意长期规律服用降尿酸药物。晚期当出现多关节受累时,患者往往表现为慢性持续性发作的关节炎和体表多处痛风石沉积,此时已经并发多关节甚至多器官受累,降尿酸药物起效较慢,疗效欠佳,患者往往又丧失了对疾病的治疗信心。因此,痛风便很容易进展为难治性痛风,临床上难治性痛风也就较为常见。

难治性痛风的治疗较为困难,但治疗的关键仍然在于维持尿酸水平的持续达标。尿酸水平越早达标,达标持续时间越长,患者的预后就越好。这里有两个关键词:一为

"达标",二为"持续"。所谓达标,实际上又包括两层含义:一方面,对一般的痛风患者而言,理想的血尿酸目标为<360 $\mu mol/L$;另一方面,对于难治性痛风或合并痛风石的患者,则要求将血尿酸水平控制在 300 $\mu mol/L$ 以下,甚至更低(不主张<180 $\mu mol/L$)。而"持续",则是指降尿酸的持续性,疗程需要持续数年、数十年乃至终身。病程越长,体内痛风石越多的患者,降尿酸治疗需要持续的时间可能就越长。若能做到持续达标,则收益是显而易见的。有研究显示,血尿酸水平持续达标可促进痛风石的溶解,降低痛风性关节炎急性发作的频率,提高生活质量,减慢甚至逆转肾功能不全的恶化,改善合并心力衰竭患者的预后,降低死亡率等。

药物治疗是使血尿酸水平持续达标的主要措施,正确使用降尿酸药物十分关键。临床上,90%以上的患者别嘌醇的使用剂量为每天 300 mg,甚至更少。然而,研究显示,长期使用中低剂量的别嘌醇,其降尿酸疗效不佳,也不能降低致死性过敏综合征的发生。别嘌醇的最高剂量每天可达 600 mg。因此,对于难治性患者,增加别嘌醇的剂量是第一选择,高剂量别嘌醇可以增加疗效,但不良反应不会明显增大。苯溴马隆的常规剂量为每天 50 mg,降尿酸的有效率为 93.7%,溶解痛风石疗效快而强。非布司他作为抑制尿酸生成的新型药物,可以显著降低血尿酸水平。有研究发现,非布司他的降尿酸疗效呈剂量依赖性,随着剂量的增加,其降尿酸效果逐渐增强。新型降尿酸药物,如抑制尿酸合成的新药非布司他的降尿酸作用明显强于别嘌醇,尤其适合有尿结石不能充分水化、尿酸产生过多、促尿酸排泄药使用禁忌及别嘌醇过敏或不耐受的患者。第二代促尿酸排泄药尿酸转运蛋白 1 抑制剂 RDEA-594 的突出特点是肝毒性很小,其疗效与别嘌醇相当,对轻中度肾功能不全者有效,且诱发肾结石风险极低,无严重不良事件。促进尿酸分解的新药普瑞凯希的降尿酸和溶解痛风石的速度快,可用于传统降尿酸治疗无效的成年难治性痛风患者。对于单一药物无效或疗效欠佳的患者,可考虑联合用药。难治性痛风的治疗目标包括降低血尿酸水平和改善临床症状。除了积极进行药物治疗外,也要重视生活方式的改善,包括控制体重、增加新鲜蔬菜摄入、规律饮食和作息、规律运动(但要避免剧烈运动并避免受凉)、限制高嘌呤(内脏、海鲜)与软饮料和果糖等的摄入、禁烟酒(尤其是啤酒和白酒)、多饮水、碱化尿液(主张将尿液 pH 值维持在 6.2～6.9)等。

《中国高尿酸血症与痛风诊疗指南(2019)》的具体推荐包括:

(1)建议将聚乙二醇重组尿酸氧化酶制剂用于难治性痛风患者的降尿酸治疗。

(2)对于疼痛反复发作、常规药物难以控制的痛风患者,可考虑使用白细胞介素-1(IL-1)或肿瘤坏死因子-α(TNF-α)拮抗剂。

(3)若痛风石出现局部并发症,如感染、破溃、压迫神经等,或者严重影响生活质量,可考虑行手术治疗。研究显示,抗白细胞介素-1 能迅速减轻痛风性关节炎发作带来的痛苦,有效地缓解病情,但抗白细胞介素-1 价格昂贵,不能作为普通患者的常规治疗。抗肿瘤坏死因子-α 制剂也能有效缓解对常规药物治疗反应不好的难治性痛风患者的急性发作。但是,这种治疗价格同样也较为昂贵,并有一定的风险,一定要严格把握适应证。

总之,难治性痛风治疗较为困难,维持尿酸水平持续达标是难治性痛风治疗的关键。

知识点 8

高尿酸血症及痛风数字说

一、来源

尿酸是人体嘌呤代谢的产物。人体内嘌呤的来源有两种:内源性为自身合成或核酸降解(大约 600 mg/d),约占体内总尿酸量的 80%;外源性为通过饮食摄入(100 mg/d),约占体内总尿酸量的 20%。正常状态下,体内尿酸池为 1200 mg,每天产生尿酸约 750 mg,排出 800~1000 mg,30% 从肠道和胆道排泄,70% 经肾脏排泄。肾脏是尿酸排泄的重要器官,肾肌酐清除率减少 5%~25%,就可导致高尿酸血症。

正常人嘌呤摄入量可以达到 600~1000 mg/d,高尿酸血症患者应采取低嘌呤饮食,减少嘌呤的合成。在痛风的急性发作期,低嘌呤饮食是指每日饮食中嘌呤含量<150 mg。为了预防高尿酸血症及痛风,日本建议国民,每日的饮食中嘌呤摄入量应低于 400 mg。饮水对碱化尿液或排泄尿酸作用巨大,痛风患者要多喝水,每天 2000 mL 以上,24 h

内应排尿 6 次以上。

二、排泄

尿酸在酸性血液中不容易溶解,当 pH 值为 5.0 时,每升尿液只能溶解 80～120 mg 尿酸;而当 pH 值为 6.0 时,每升尿液能溶解尿酸约 220 mg;当 pH 值为 6.2～6.8 时,其溶解度最高达 100%,可防止尿酸盐在体内沉积进而形成结石。当患者尿 pH 值小于 6.0 时,则需碱化尿液,可服用碳酸氢钠,一般每次服用 0.5～1.0 g(1～2 片),一日 3次。在服用过程中要复查尿液 pH 值,将尿液 pH 值维持在 6.2～6.9 最为合适,有利于尿酸盐结晶溶解并从尿液中排出。但是,若尿 pH 值超过 7.0,则易形成草酸钙及其他类结石。

三、诊断标准

高尿酸血症的诊断标准:测量两次清晨空腹血尿酸,男性≥417 μmol/L,女性≥357 μmol/L。目前,我国约有1.9 亿高尿酸血症患者,总患病率约为 13.3%,其中男性为 19.4%,女性为 7.9%。

四、分型

高尿酸血症的分型:通常在高尿酸血症患者严格执行

低嘌呤饮食 5 天后,留取 24 小时尿并检测尿酸水平,计算尿酸排泄量、尿酸清除率(clearance of uric acid,Cua,每分钟尿酸量/血尿酸)。

(1)尿酸排泄不良型:尿酸排泄<0.48 mg/(kg·h),尿酸清除率<6.2 mL/min。

(2)尿酸生成过多型:尿酸排泄>0.51 mg/(kg·h),尿酸清除率≥6.2 mL/min。

(3)混合型:尿酸排泄>0.51 mg/(kg·h),尿酸清除率<6.2 mL/min。

考虑到肾功能对尿酸排泄的影响,可以用肌酐清除率(creatinine clearance rate,Ccr)校正,根据 Cua/Ccr 比值进行分型:大于 10% 者为尿酸生成过多型,小于 5% 者为尿酸排泄不良型,5%～10% 者为混合型。

五、危害

大量研究证据表明,高尿酸血症是 2 型糖尿病、高血压、心血管疾病、动脉粥样硬化、脑卒中等的独立危险因素。在普通人群中,血尿酸水平每增加 60 μmol/L,新发糖尿病的风险增加 17%,高血压发病的相对风险增加 13%,冠心病死亡的风险增加 12%。中西宏明等对 2310 例日本白领男性随访 6 年,发现血尿酸每增加 20%,发生糖耐量异常或 2 型糖尿病的相对危险度分别为 1.55、1.62、1.61和 1.78;对中国社区 2690 人随访 9 年,在调整年龄、性别、体重指数等其他因素后,发现血尿酸每增加 20%,发生 2

型糖尿病的相对风险值分别为 1.11、1.29、1.40 和 1.63，血尿酸最高组较最低组发生 2 型糖尿病的风险增加了 3.3 倍，而血尿酸每升高 60 $\mu mol/L$，患 2 型糖尿病的风险则增加 17%。来自韩国和日本的两项前瞻性临床研究发现，基线血尿酸水平＞398 $\mu mol/L$ 者，远期糖耐量异常和 2 型糖尿病的发病危险比＜280 μmol 者增加 78%。

高尿酸血症常与代谢综合征各项指标伴发，如高尿酸血症患者中约 80%合并高血压，50%～70%合并超重或肥胖，67%以上合并高脂血症。在我国，代谢性危险因素人群中高尿酸血症的患病率，男性和女性分别为 20.58% 和 30.55%。高尿酸血症合并 3 种以上代谢性危险因素（肥胖、高血压、高胆固醇血症、高三酰甘油血症、低高密度脂蛋白血症）的比例，男性和女性分别高达 76.92% 和 67.64%。

血尿酸每升高 60 $\mu mol/L$，肾脏病风险增加 71%，肾功能恶化风险增加 14%。与血尿酸正常人群相比，血尿酸在 420～540 $\mu mol/L$ 的人群新发肾脏疾病的危险增加 2 倍，血尿酸≥540 $\mu mol/L$ 的人群新发肾脏疾病风险增加 3 倍。患高尿酸血症 10～20 年的患者，可出现慢性尿酸性肾病的表现。肾脏病变长期发展，终将导致慢性肾功能不全。高尿酸血症可使终末期肾病风险增加 4～9 倍。

日本的两项大规模前瞻性研究证实，尿酸与肾脏病变发生发展相关。血尿酸≥476 $\mu mol/L$ 者，肾衰竭风险较尿酸在 298～381 $\mu mol/L$ 者增加 8 倍。男性血尿酸≥420 $\mu mol/L$，女性血尿酸≥357 $\mu mol/L$，其终末期肾病的发生危险分别增加 4 倍和 9 倍。

尿酸是普通人群全因死亡和冠心病死亡的独立危险因素。血尿酸每升高 60 μmol/L,死亡危险性男性增加 48%,女性增加 126%。血尿酸＞360 μmol/L 是冠心病的独立危险因素,血尿酸＞420 μmol/L(7 mg/dL)是脑卒中的独立危险因素。

六、痛风发病情况

痛风患者分布于世界各地。据流行病学调查,美国患病率为 3.9%,法国为 0.9%,英国为 1.4%～2.5%,新西兰为 3.2%～6.1%。中国目前尚缺乏全国性痛风流行病学资料,但根据不同时间、不同地区的报道情况推测,国内痛风的患病率在 1%～3% 之间。痛风的年发生率为 2.68‰,男性为女性 2～6 倍。

原发性痛风有一定的家族遗传性,10%～20% 的患者有阳性家族史,大约 90% 的原发性高尿酸血症与肾脏尿酸排泄减少有关。原发性高尿酸血症及痛风危险因素 11 项,分别为:经常食用熟食、经常食用油炸食品、经常食用芦笋、经常食用坚果、经常饮酒、经常吸烟、每天的饮水量＜1000 mL、冬季住宅温度≤17℃、冬季工作环境温度≤17℃、经常接触有毒有害物质、经常使用微波炉和电磁炉。保护性因素 3 项,分别为:偶尔食用新鲜水果、清晨起床时间 5～7 点、每天使用电脑时间平均＜1 h。

血尿酸水平在 420～480 μmol/L 的患者中,每年只有

0.09％的患者会发生痛风；血尿酸水平在 480～540 μmol/L 的患者中，每年有 0.4％的患者会发生痛风；血尿酸水平在 540 μmol/L 以上者，每年有 0.5％的患者可能会发生痛风。高尿酸血症是痛风的特征表现，但应指出，在急性痛风期，血尿酸可能会下降到正常水平。因此，即使血尿酸水平正常，仍可诊断为痛风。

尽管只有一小部分的高尿酸血症最终会演变为痛风，但是越来越多的研究显示，高尿酸血症和（或）痛风患者发生心脑血管疾病的风险明显增大，包括高血压、心肌梗死、脑卒中和心力衰竭。

七、痛风的危害

痛风与代谢综合征密切相关，痛风患者合并代谢综合征的比值是非痛风患者的 3.05 倍。美国一项流行病学调查结果显示，痛风患者中 74％有高血压、14％合并心肌梗死、11％有心力衰竭、10％合并脑卒中。金姆等的一项基于 38000 例年龄在 65 岁以上人群的美国医保数据统计显示，在老年痛风人群中，91％合并高血压、46％合并糖尿病、28％合并慢性肾脏疾病、21％合并冠心病、22％合并房颤、27％合并心力衰竭。

痛风会使高血压的发病风险增加 18％，这预示着痛风人群中高血压的患病率更高；同时流行病学调查结果显示，痛风更易合并其他代谢异常，如高血脂、高血糖、肥胖等。在高血压合并高尿酸血症的患者中，在进行降压治疗的同时进行降尿酸治疗,收缩压和舒张压与对照组相比可进一步下降 3.9 mmHg,可以看出,降尿酸治疗对控制此类人群的血压有效。

八、治疗

痛风性关节炎的预防性治疗:在降尿酸治疗起始 3～6 个月,血尿酸急剧下降反而易诱发急性痛风的发作,因此推荐给予患者预防急性痛风发作的药物。药物的种类可根据合并症/并发症以及患者喜好等个体化情况选择,一般预防用药 3～6 个月。对一般患者推荐使用小剂量秋水仙碱,但对肾功能受损者,需特别注意秋水仙碱的剂量,此时小剂量糖皮质激素是更为安全的选择。

所有高尿酸血症及痛风患者应知晓并终身关注血尿酸水平的影响因素,始终将血尿酸水平控制在理想范围:需要终身将血尿酸水平控制在目标范围 240～420 μmol/L,为此可能需要长期甚至终身服用降尿酸药物。

无症状高尿酸血症患者出现下列情况时应起始降尿酸药物治疗:(1)血尿酸水平≥540 μmol/L 或血尿酸水平≥480 μmol/L 且有下列合并症之一:高血压、脂代谢异常、糖尿病、肥胖、脑卒中、冠心病、心功能不全、尿酸性肾石病、肾功能损害(≥CKD2 期)。

(2)无合并症者,建议将血尿酸水平控制在<420 μmol/L;伴合并症时,建议将血尿酸水平控制在<360 μmol/L。

(3)当出现痛风石、慢性痛风性关节炎发作,或痛风性关节炎发作≥2 次/年等情况时,要求控制血尿酸水平＜300 μmol/L,但不建议＜180 μmol/L。

痛风患者在降尿酸治疗初期,推荐首选小剂量(0.5～1 mg/d)秋水仙碱预防痛风发作,至少维持 3～6 个月。非布司他降尿酸的安全性和疗效均较高,使用 5 年尿酸达标患者高达 93％,有 60％以上的患者痛风情况消失。

HLA-B * 5801 基因阳性是别嘌醇引起致死性剥脱性皮炎的重要危险因素。研究结果显示,汉族人 HLA-B * 5801 基因携带者高达 10％～20％。

慢性痛风性关节炎患者的运动包括有氧运动、抗阻训练、柔韧性训练等。频率:以有氧运动每周 3～5 次、抗阻训练每周 2 次或 3 次、柔韧性训练每天进行为宜。强度:轻度至中等强度的有氧运动和低强度的抗阻训练,对于年龄＞45 岁、合并多个心脑血管危险因素者,建议先行运动测试。运动时间每周≥150 min,类型应当强调有氧运动。

随机对照研究结果显示,口服碳酸氢钠有一定的降低血尿酸的作用,但作用非常有限,约为 50 μmol/L。需要注意的是,长期服用碳酸氢钠可致水钠潴留,不仅可引起和加重高血压病情,还可诱发心力衰竭。

认识误区篇

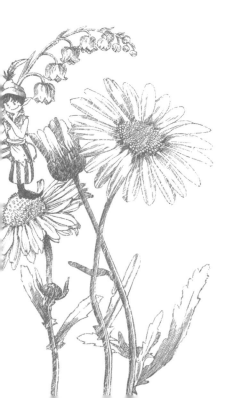

误区 1

痛风患者要管住嘴,饮食控制得越严越好,吃得越少越好

解析:这个观点并不正确,属于矫枉过正的做法。在临床上,经常见到这样的病例:痛风患者在暴饮暴食诱发痛风急性发作之后,痛定思痛,于是下定决心痛改前非,严格控制饮食,忍饥挨饿,终日"吃糠咽菜",过着苦行僧般的日子。但是,没想到不久之后痛风再次光临,这让患者百思不得其解。

其实,这样的后果是采取了不科学的饮食控制方法导致的。由于过度减少进食量,导致机体摄入热量不足,因此机体只能通过分解体内储存的脂肪和蛋白质来获取所需的热量,而在脂肪代谢过程中会产生酮体等酸性代谢产物,这些酸性代谢产物会抑制尿酸从肾脏排泄,从而导致血尿酸增高,甚至诱发痛风性关节炎急性发作。

此外,众所周知,人体的尿酸由内源性和外源性尿酸两部分组成,内源性尿酸由机体新陈代谢产生,占人体总尿酸水平的 80%,而食物来源的外源性尿酸仅占 20%。也就是说,即使是极其严格的低嘌呤饮食,也只能降低

20％的尿酸水平,身体依旧会源源不断地产生嘌呤,并最终代谢产生尿酸。存在尿酸排泄障碍、内源性代谢紊乱的患者,即使严格执行清淡饮食,体内的尿酸仍旧会不堪负荷,离推荐的尿酸达标值仍相差甚远。过度盲目节食,不但会降低生活质量,难以长久坚持,而且容易导致营养不良和营养素失衡,无法达到满意的治疗效果。

既然如此,对痛风患者来说,饮食控制是不是就不重要了呢?答案也是否定的。饮食控制无疑是痛风治疗的基础和重要环节。生活方式的干预应贯穿痛风治疗的始终。但是需要强调的是,得了痛风不能一味地少吃,而要学会合理地吃。痛风患者在疾病的不同时期对饮食的要求也不同。健康人群在正常膳食的情况下,每天摄入嘌呤600～1000 mg,而痛风患者在急性发作期,嘌呤摄入量则应控制在 150 mg 以内,这对尽快终止急性痛风性关节炎发作、加强药物的疗效是非常有利的。在此期间,很多高嘌呤食物患者需要忌口,严格"管住嘴"是十分必要的。急性期过后,痛风性关节炎进入缓解期,在缓解期也应遵循低嘌呤的饮食原则,但可稍稍放宽限制标准,同时要保证每天的营养摄入量。

一般将食物按嘌呤含量分为三类。第一类为低嘌呤食物,第二类为中低和中高嘌呤食物,第三类为高嘌呤食物。痛风患者在急性发作期,宜选用第一类食物,禁止食用第二、第三类食物;在痛风缓解期则可自由选择第一类食物,增加嘌呤含量中等的第二类食物,但应适量,如肉类摄入每日一般不超过 150 g。但不论急性期或缓解期,均应少吃或避免吃含嘌呤高的第三类食物。

综上所述,痛风患者的饮食控制并不是越严格越好,也不是吃得越少越好,而要根据自身病情分期和血尿酸水平的高低,科学合理地选择饮食方案,既要食得安全,也要吃得营养。

常见食物嘌呤含量见表 2。

表 2　常见食物嘌呤含量

食物嘌呤含量/ [mg/100 g(可食部)]	食物举例
<50 (低漂呤饮食)	1.主食类:米、麦、面及其制品(馒头、面条、面包)、马铃薯、山薯、山芋等 2.奶类及制品:鲜牛奶、奶粉、奶酪、羊奶等 3.各种蛋类:鸡蛋、鸭蛋、鹌鹑蛋、鸽蛋等。蛋类的嘌呤主要在蛋黄中,蛋白中几乎不含嘌呤 4.蔬菜类:青菜、卷心菜、芹菜、胡萝卜、黄瓜、茄子、番茄、白萝卜、莴苣、豆芽菜、菜花等,大部分蔬菜属于低嘌呤食物,可放心食用 5.水果类:大部分水果属于低嘌呤食物,可放心食用 6.饮料:苏打水、茶、果汁、咖啡、麦乳精、巧克力、可可等 7.菌菇类:蘑菇、金针菇 8.其他:酱类、蜂蜜、油脂类(瓜子、植物油、黄油、奶油、杏仁、核桃、榛子)、薏苡仁、动物血、海参、海蜇皮等

续表

食物嘌呤含量/ [mg/100 g(可食部)]	食物举例
50～150 (中嘌呤饮食)	1.豆类及其制品:豆制品(豆腐、豆腐干、豆奶、豆浆)、干豆类(绿豆、红豆、黄豆、黑豆、蚕豆、豌豆)、豆苗 2.蔬菜类:菠菜、笋(冬笋、芦笋、笋干)、部分豆类(四季豆、青豆、菜豆、豇豆、豌豆)、海带、银耳 3.肉类:家禽家畜肉 4.部分水产类:草鱼、鲤鱼、鳕鱼、比目鱼、鲈鱼、螃蟹、鳝鱼、香螺、鲍鱼、鱼翅 5.油脂类及其他:花生、腰果、芝麻、栗子、莲子
150～1000 (高嘌呤饮食)	1.部分豆类及蔬菜:黄豆、扁豆、紫菜、香菇 2.动物内脏:家禽家畜的肝、肠、心、胃、肾、肺、脑、胰等内脏,肉脯、肉馅 3.部分水产类:鲢鱼、白鲳鱼、鱼皮、鱼卵、鱼干及沙丁鱼、凤尾鱼等海鱼,贝壳类、虾类等 4.各种浓荤汤汁:火锅汤、肉汤、鸡汤、鱼汤等 5.其他:酵母粉、各种酒类,尤其是啤酒

误区 2

痛风患者任何肉类都不能吃

解析：自古以来，肉类在人类的饮食中占据着重要地位。但是，肉类食品却让痛风患者又爱又恨，在很多痛风患者眼中，肉类堪比"洪水猛兽"，甚至很多人认为，日常饮食中只要不包含肉类食品，痛风就不会发作。

痛风的发作确实跟吃肉有一定联系，这是因为肉类大都属于中高嘌呤含量的食物，所以大量摄入肉类会直接影响血尿酸水平，甚至诱发痛风。大量摄入肉类，尤其是脂肪含量较高的肉类，会导致胆固醇摄入过多，减少尿酸的排泄，从而诱发痛风。此外，肉类摄入过多还容易引起肥胖，而肥胖人群的痛风发病率明显高于非肥胖人群。

然而，肉类同时也是蛋白质、脂溶性维生素以及矿物质的重要食物来源。若长期不摄入肉类，可能导致优质蛋白质摄入不足，进而造成营养失衡，甚至使人体各组织器官的功能下降，同时人体嘌呤代谢能力也会随之下降。那么，痛风患者该如何正确吃肉呢？

首先，要选择好种类。白肉优于红肉、瘦肉优于肥肉、新鲜肉类优于加工肉制品。肉类分为红肉和白肉：红肉指的是在烹饪前呈红色的肉,如猪肉、牛肉、羊肉等,所有畜类的肉都是红肉;白肉是指颜色较白的肉类,包括鱼肉、禽肉(鸡、鸭、鹅)及部分海产品。相较于红肉,白肉的肌肉纤维细腻,脂肪含量较低,脂肪中不饱和脂肪酸含量较高。研究发现,红肉和白肉对痛风的影响不同。摄入红肉越多,血尿酸水平升高越显著,痛风的发病率越高。此外,红肉还富含胆固醇,可增大痛风患者患心血管疾病的风险。相较于海鲜及红肉,家禽蛋白对血尿酸的影响最小,摄入适量家禽对尿酸影响不大。因此,推荐患者优先选择家禽肉作为动物蛋白的主要来源。不过,家禽类的皮下脂肪较丰富,食用时应去皮。另外,在选择肉类时优先选择瘦肉。虽然肉类的肥瘦并不是影响其嘌呤含量的主要因素,但是相较于瘦肉,肥肉的热量更高,富含饱和脂肪酸、胆固醇,这些成分与胰岛素抵抗呈正相关,可减少肾的尿酸排泄,还会增加肥胖、心血管疾病的发生风险,影响痛风的治疗效果。除了肥肉,心、肝、肾、肠、脑等动物内脏的脂肪和嘌呤含量也很高,痛风患者也应尽量避免食用。但是,猪血等动物血制品除外,它们并不属于内脏。血制品的嘌呤含量、脂肪、热量都很低,且含铁丰富,是痛风患者优选的动物性食品。此外,要选择新鲜肉类,最好不要食用加工肉制品。加工肉制品是指经过盐腌、风干、发酵、烟熏或其他处理,用以提升口感或延长保存时间的肉类,如火腿、香肠、牛肉干、肉罐头、腊鸭等。这类食品虽风味独特,但其含盐量极高,不仅不利于尿酸的排泄,还会增加高血压的患病风险,并具有强致癌性。

　　其次,要控制好总量。对于痛风急性发作期的患者,不建议吃嘌呤含量较高的肉类,要以素食、蛋奶类等食物为主。度过痛风急性发作期而进入缓解期的患者,可以适量吃肉,但每天的摄入量要控制在 150 g 以内,其中,尿酸水平较高者应控制在每天50 g以内。

　　最后,烹饪方法也很重要。嘌呤易溶解于水,若想要降低肉类中的嘌呤含量,最佳的烹饪方式是水煮或者焯水之后,弃汤食肉。

　　总而言之,肉类是平衡膳食中不可或缺的部分,只要掌握好上述原则,痛风患者完全可以享受美味肉食,大可不必因噎废食而不食肉糜。

误区 3

所有的海鲜痛风患者都不能吃

解析:几乎所有痛风患者心中都有一条默默遵守的"清规戒律":必须与所有的海产品绝缘。然而,所谓三人成虎,其实,大家口中流传的"痛风患者所有海鲜都不能吃"这个观点,有其片面性和绝对性,并不完全正确。

首先,尿酸是体内嘌呤代谢的产物,大部分尿酸通过内源性核酸产生,只有一小部分来源于所摄入的食物。因此,严格限制嘌呤饮食通常也只能降低 10%～18% 的尿酸水平,即使完全不吃含嘌呤的食物,其降尿酸的作用也是有限的。所以,控制饮食并非降尿酸的"主打"手段,在很多情况下,仅靠饮食控制并不能将尿酸水平降至完全正常,即使是完全忌口海产品。

其次,海产品种类繁多,虽然大部分海鲜属于高嘌呤食物,但并非所有的海鲜均是如此。属于单体动物的海参和海蜇就是例外,其嘌呤含量极低,100 g 可食部嘌呤含量不到 10 mg,这个水平甚至低于很多蔬菜类的嘌呤含量。除了海参和海蜇外,还有其他海鲜品种属于中嘌呤食物。《中国食物成分表标准版(2018 版)》显示,海鲜中的鳕鱼、梭子鱼、比目鱼、金昌鱼、甲鱼、章鱼、多宝鱼、对虾、冬蟹、大闸蟹、海螺等的嘌呤含量均为 $50\sim150$ mg/100 g,属于中嘌呤食物,痛风患者在缓解期可以适量食用。因此,对待林林总总的海鲜种类,建议痛风患者理性鉴别,可适量食用低、中嘌呤含量的海鲜,无须"一刀切"地忌食所有海产品,而应该有选择地"重点关注"那些必须避免食用的海产品,主要包括以下几类:贝类、牡蛎、龙虾等甲壳类海鲜;海米、干贝、小鱼干等海鲜干货;蟹黄、鱼子等胆固醇和嘌呤"双高"的部位。

最后,食物对人体的好处和坏处是"对立统一的",海鲜的营养价值高,很多成分对人体健康有益,如海产品中通常富含不饱和脂肪酸,而不饱和脂肪酸对心血管系统具有保护作用。大量的研究证实,鱼类海鲜有显著的心血管益处,尤其是富含 ω-3 脂肪酸的油性鱼类(如金枪鱼、鲑鱼、鲭鱼、鲱鱼、沙丁鱼、凤尾鱼等)。痛风患者是心血管疾病的高发人群,适当食用此类海产品对预防和缓解心脑血管疾病是大有好处的。痛风患者食用海产品应取决于不同海鲜的嘌呤含量和营养成分,避免食用嘌呤含量高的海鲜,适当进食低、中嘌呤含量的海鲜,尤其是在痛风缓解期,合理进食海产品,对人体整体健康而言利必大于弊。

需要提醒的是,由于高尿酸血症及痛风涉及全身代谢问题,常伴有肥胖、高血脂、高血压、糖尿病等慢性疾病,因此在治疗和管理上,还是提倡包括生活方式干预在内的综合管理,不能紧盯着高嘌呤食物,这会造成"一叶障目,不见森林""捡了芝麻,丢了西瓜"。

误区 4

痛风患者只是不能喝啤酒而已

解析:"痛风患者不能喝啤酒"的观念在广大的痛风患者中深入人心。然而,关于白酒、红酒等其他酒类的限制却很少有人提及,甚至有不少患者认为可以放心饮用除啤酒之外的其他酒精饮料。

酒精饮料的不同类型与痛风患病风险的高低是有关系的。有研究显示,啤酒与痛风发作的相关性最强,原因是啤酒不但含有乙醇,而且其嘌呤含量也很高;其次是纯度高的白酒(烈酒);再次则是红酒。曾有报道指出,适量饮用红酒不会增加痛风的发病率。然而这个报道针对的研究对象是健康人群,也就是说,健康人群适量饮用葡萄酒不会增大痛风的发病风险。但是,对痛风患者而言,无论喝什么类型的酒都会诱发痛风发作!

与其他类型的酒类相比,啤酒的嘌呤含量最高,引起痛风发作的风险最高,因此成为很多痛风患者的唯一"重点关注对象"。但是需要注意的是,嘌呤含量并不是评估酒精饮料对痛风危险性的唯一因素。例如,同样是低嘌呤含量,但是高度白酒就比中低度白酒更容易诱发痛风。这就涉及酒类的另一个与痛风密切相关的危险因素——乙醇。乙醇俗称酒精,乙醇进入人体后,会代谢生成乳酸,人体排泄乳酸和排泄尿酸的机制类似,乳酸增多则会影响尿酸在肾脏的排泄,导致血尿酸水平增高。同时,乙醇进入肝组织代谢,会大量消耗血液中的水分,从而导致血液中尿酸的浓度增大,因此,血中的尿酸进入组织后更易形成结晶,加速痛风石形成。若患者正在使用利尿剂或者摄入高嘌呤食物,饮酒则会增大痛风发作的风险。此外,饮酒还可触发某些痛风急性发作的诱因,如创伤、四肢末端低温等。总之,酒类是痛风的"催化剂",对痛风患者有百害而无一利。无论是哪种酒精饮料,过量饮用均对痛风病情不利。

2012年美国风湿病学会的痛风指南明确指出,所有痛风患者均应限制乙醇的摄入,尤其是啤酒,也包括烈酒和红酒。特别是处于痛风关节炎急性发病期的患者或慢性痛风石性关节炎的患者,均应避免摄入乙醇。2017年中国《高尿酸血症及痛风患者膳食指导》中也指出,对急性痛风发作、药物控制不佳或慢性痛风石性关节炎患者,应禁止摄入含酒精饮料。稳定期限制饮用各种含酒精饮料,尤其是啤酒和蒸馏酒(白酒)。饮酒量:男性不宜超过2个酒精单位/日,女性不宜超过1个酒精单位/日。1个酒精单位相当于酒精含量(alcohol by volume,ABV)12%的红葡萄酒145 mL、酒精含量3.5%的啤酒497 mL以及酒精含量40%的蒸馏酒43 mL。

总之,痛风患者应避免饮用任何类型的酒精饮料。万不得已时，建议按照上述的专家推荐严格把握好饮酒量，且饮用后应大量饮水，以促进尿酸排出。

误区 5

水果是健康食品,痛风患者可以放心地吃

解析:水果中富含人体每日所需的维生素、矿物质、膳食纤维等营养素,是人们日常平衡膳食中必不可少的组成部分,而且水果的嘌呤含量低,属于碱性食物,所以水果受到很多痛风患者的青睐。但是,痛风患者是否可以不加限制地食用水果呢?答案是否定的。

认为痛风患者可以不加限制地食用水果的人忽略了水果中的果糖含量也是非常高的。研究发现,富含果糖的水果可增大痛风的发病风险。果糖引起高尿酸血症的机制总结起来有以下几点:首先,水果中所含的果糖进入人体后,会转化成合成嘌呤的底物,促进嘌呤的合成,而嘌呤是生成尿酸的"原材料",从而导致尿酸生成增多;其次,果糖在肝脏磷酸化的过程中会消耗磷酸根,阻止 ADP 再生为 ATP,使得尿酸生成的另一种"原材料"——AMP 生成增加;最后,大量摄入果糖或蔗糖可刺激长链脂肪酸的合成,导致高甘油三酯血症,进而引起机体对胰岛素的敏感性降低,形成高胰岛素血症,而胰岛素升高会促进尿酸的

重吸收和减少尿酸的排泄。由此可见,果糖可通过增加尿酸生成和减少尿酸排泄两个方面,"双管齐下"地升高血尿酸水平,不仅不利于高尿酸血症及痛风病情的控制,还会增大肥胖、血脂异常、糖尿病等代谢疾病的发病风险。

所以,痛风患者别被低嘌呤的水果"迷惑了双眼",更不能因为水果嘌呤含量低而不加限制地短时间内大量食用,尤其是果糖含量较高的水果,如香蕉、苹果、柚子、荔枝、柿子、桂圆、杨梅、无花果、芒果等。若一次性或经常大量摄入这些水果,如每天超过 1 kg,则痛风发作的风险会显著增大。

既然如此,有的痛风患者便认为摄入果糖存在风险,以后索性再也不吃水果了。其实无须矫枉过正,痛风患者也不必与水果彻底"划清界线",而应该合理地食用水果。建议按照《中国居民膳食指南》的推荐适量食用,成人每天摄入水果 200~350 g,且不提倡将水果榨汁饮用,否则更易诱发痛风。尽量选择食用果糖含量低的水果种类,如猕猴桃、脐橙、青梅、草莓、黑莓、树莓、蓝莓、桑葚、覆盆子、菠萝、杏子、橄榄、桃子、李子等。

综上所述,如果科学地选择食用水果的摄入量与种类,痛风患者完全可以享受水果所带来的美味与健康。

误区 6

含糖饮料不含嘌呤，痛风患者
可以放心饮用

解析:这种观点是错误的，也是有害的。在痛风专病门诊经常会遇到这样的患者——在确诊为高尿酸血症之后，戒了啤酒，戒了海鲜，戒了肉汤，感觉日常饮食像白开水一样平淡无味，于是变本加厉地喝起了不含嘌呤的汽水、果汁、奶茶等，最终，痛风还是不可避免地发作了。

近年来，有关痛风饮食治疗的研究发现了一种新的、能引起痛风发病的饮食危险因素——含糖饮料，其引起痛风发病的风险性高于烈酒，与啤酒相当。流行病学调查显示，近 40 年来，高果糖饮料的摄入量与痛风发病率同比增加，究其原因，与其中的甜味剂——高果糖浆有关。高果糖浆，也称果葡糖浆或葡萄糖异构糖浆，是一种通过酶解法以玉米淀粉为原料加工制成的、由葡萄糖和果糖组成的混合糖浆，由于价格低廉、甜度高、口感好，因此在食品工业中被作为营养性甜味剂，广泛运用在碳酸饮料、果汁饮料、运动饮料等各式甜味饮料中。

其实，高果糖浆除了提供热量外，完全不含有其他任何有价值的营养物质,属于纯能量食物。高果糖浆对人体健康的危害还体现在以下几个方面:人体对高果糖浆的消化方式不同于蔗糖,摄入的高果糖浆直接进入肝脏,十分迅速地被人体吸收,肝脏无法代谢过多糖分,所以其易转换成脂肪储存起来,给肝脏带来巨大的代谢负担;高果糖浆还会抑制胰岛素和瘦素的分泌,提高饥饿素水平,降低饱腹感,简而言之,过量摄入高果糖浆会产生"开胃"的感觉,进餐时饮用含有高果糖浆的饮料,往往会出现越吃胃口越好、食量越大的情况;此外,高果糖浆中的果糖成分还可在体内代谢产生尿酸合成旁路途径的底物——单磷酸腺苷,促进尿酸合成,同时增加胰岛素抵抗,减少尿酸排泄,长此以往极易诱发痛风的发作。

那么,在日常生活中如何尽量避免摄入高果糖浆呢?

首先,在选购饮品的时候要学会看食品配料表。食品配料也叫原辅料,是指在食品的加工或制造过程中使用并在产品中存在的所有物质。配料表中的各种配料按照制作食品时加入的量的递减顺序排列,也就是说,排在越前面的配料,其含量越高。所以,应避免选用含有"高果糖浆"或"高果糖浆"排名靠前的饮品。

其次,在饮品的选择上,白开水是痛风患者最好的饮品。此外,低脂或脱脂牛奶、无糖酸奶、美式咖啡、淡茶水也是痛风患者可以选择的饮品。需要注意的是,看似"天然健康"的饮品——蜂蜜水和果汁却并非痛风患者的合适之选,即使是鲜榨的、百分之百的纯果汁。这是因为蜂蜜中含有大量的果糖,而果汁也不同于水果,其中几乎不含有膳食纤维,基本上是浓缩的"糖水"。而且,一杯果汁需要 2 个或 3 个水果(如橙子)才能榨出来,即喝果汁比吃水果更容易摄入过多的糖分。另外,液态果糖会以更快的速度被人体吸收,会造成血糖迅速升高,并刺激胰岛素大量分泌。

总之,痛风患者应遵循医嘱,足量饮水,尽量选择天然的饮品,首选白开水,而且需警惕生活中甜蜜蜜的健康陷阱,避免摄入含糖饮料。此"水"非彼水,千万不能以多喝饮料鱼目混珠来达到全天至少 2000 mL 饮水量的目标。

误区 7

芦笋、菠菜等蔬菜的嘌呤含量高，痛风患者不能吃

解析：由于高尿酸血症可以诱发痛风，而嘌呤代谢的终产物就是尿酸，于是很多人"唯嘌呤是从"，想当然地视嘌呤含量高的食物为"洪水猛兽"，碰都不敢碰。在日常生活中，很多痛风患者把芦笋、蘑菇、花菜、菠菜等嘌呤含量较高的蔬菜一律列为饮食"禁区"。其实，这种传统观念是错误的，这些含有大量维生素、矿物质等营养物质的蔬菜，即使是痛风患者，也完全可以放心地吃。

如前所述，由外源性食物摄入的嘌呤可以分为植物嘌呤和动物嘌呤。这两种不同来源的嘌呤虽然都是嘌呤，但"此嘌呤非彼嘌呤"，两者之间存在相当大的区别。蔬菜等植物中的嘌呤大多是腺嘌呤和鸟嘌呤，而动物来源的嘌呤中，次黄嘌呤和黄嘌呤含量较高。腺嘌呤和鸟嘌呤若要最终代谢成尿酸，需要"长途跋涉"，而次黄嘌呤和黄嘌呤最终代谢成尿酸则可以"抄近路"，能快速地转化为尿酸。最新的大量研究证据表明，动物嘌呤比植物嘌呤更容易诱发痛风发作，而嘌呤含量高的蔬菜与痛风发病率的增加并无

明显的相关性。因此,建议痛风患者限制嘌呤摄入量,主要指的是限制动物嘌呤的摄入量,并非限制植物嘌呤的摄入量。由于蔬菜多为碱性食物,尿酸在碱性环境中的溶解度远远高于酸性环境,因此摄入富含嘌呤的蔬菜不仅不会明显升高血尿酸水平,短时间内进食大量的蔬菜还可以碱化尿液,防止尿酸盐结晶的形成并促使其溶解,有利于尿酸排泄,从而降低血尿酸水平;另外,也可降低肾结石的发病风险。新鲜蔬菜不仅营养丰富、热量较低,其丰富的膳食纤维还可以增强饱腹感,减少食物的摄入量,这些功效对体重超重或肥胖的痛风患者尤其有利。此外,这些蔬菜富含纤维素、维生素,还有丰富的钙、镁、钾等矿物质,可以预防心血管疾病、代谢综合征及某些恶性肿瘤的发生。因此,2012 年美国风湿病学会(ACR)颁布的痛风指南鼓励痛风患者多摄入新鲜蔬菜。《中国居民膳食指南》也建议多食用新鲜蔬菜,做到餐餐有蔬菜,每日摄入 300～500 g 新鲜蔬菜,其中深色蔬菜的比例应占到一半及以上。

但需要注意的是,只有新鲜的蔬菜才是痛风的保护因素,腌制的蔬菜则没有这个功能,是不宜食用的。蔬菜在腌制发酵的过程中,所产生的乳酸会与尿酸竞争性地从肾脏排泄;而且,腌制蔬菜制作过程中加入的大量钠盐会增加肾脏的负担,加速尿酸盐结晶的沉积;蔬菜在腌制过程中,所含的维生素 C 被大量破坏,所剩无几;此外,腌菜中含有较多的草酸和钙,食用后不易从肠道排泄,容易被人体大量吸收,草酸钙结晶沉积在泌尿系统可形成结石,从而影响痛风患者的用药选择,并可能加重痛风的肾损害。

　　因此,正确的做法是鼓励痛风患者多食用新鲜蔬菜,不要被蔬菜嘌呤含量高所误导。

误区 8

痛风患者控制的是食物中的嘌呤含量，无须在乎食物的能量

解析:很多痛风患者在确诊为高尿酸血症及痛风之后,在饮食上会比较在意食物中嘌呤含量的高低,会不吃或少吃嘌呤含量较高的食物,却忽略了对每日摄入的总能量进行控制,不去计算每日摄入的食物总热量有多少,结果体重越来越重,病情控制越来越差,痛风发作越来越频繁。

确实,既往对痛风患者的饮食教育,过于强调对高嘌呤食物的限制,而忽视了食物的量以及热量的控制。现在,这种片面的观念正在被逐渐纠正。嘌呤含量高低不是痛风饮食正确与否的唯一判断指标。食物所含的"有效成分"不只有嘌呤一种物质,在分析食物影响时,如果只考虑嘌呤含量,则很可能进入误区。如果只考虑嘌呤含量,我们可能会得出"白砂糖是适合痛风的食物,因为它不含嘌呤""痛风可以多吃油,因为它不含嘌呤"等看似合理的荒谬结论。但事实却是,白砂糖和油脂虽不含嘌呤,但也不含维生素、纤维素等营养物质,营养价值并不大,而二者的

能量很高,属于纯能量食物,摄入过多容易导致每日总能量摄入超标、体重增加,从而影响痛风的治疗效果。

体重与痛风的关系是十分密切的。一方面,肥胖会增加尿酸的合成:脂肪可分解为脂肪酸,促进肝脏合成尿酸和甘油三酯,使血尿酸和血脂升高,从而导致尿酸合成增加。另一方面,肥胖还可导致尿酸排泄减少:肥胖引起胰岛素抵抗,进而引起尿酸重吸收增加;脂肪酸代谢产生的酮体等物质,也会使肾脏对尿酸的排泄减少。在很多临床医生的印象中,大部分痛风患者在初次就诊时往往有以下两个特征:一个是或多或少有喜爱饮酒、暴饮暴食等不良的生活习惯;另一个是存在超重或肥胖。也有很多研究显示,肥胖人群中高尿酸血症及痛风的发生率比体重正常人群显著升高。有的患者可能会纳闷:自己看起来不胖啊,如果按照体重指数的标准来衡量还是正常的呢,为什么尿酸水平会高? 殊不知,有一种肥胖叫作"腰粗"。一般认为,男性腰围大于或等于 90 厘米(2 尺 7 寸)、女性腰围大于或等于 80 厘米(2 尺 4 寸)即为肥胖。事实上,这种"腹型肥胖"者的内脏脂肪蓄积更为严重,对健康的危害也更大,更需要引起患者的警惕。

所以,痛风患者应基于个体化原则,养成合理的饮食习惯及建立健康的生活方式,控制总能量的摄入,配置合理的营养素供能比例。超重或肥胖的患者应缓慢减重,达到并维持正常体重,可在原每日摄入能量基础上减少 15%~30%,以每周体重减少 0.25~0.5 kg 为宜。应根据患者性别、年龄、身高、体重、体力活动等估计其能量需求:在轻体力活动水平情况下（如坐姿工作），正常体重者每日给予25～30 kcal/kg 能量，超重/肥胖者每日给予 20～25 kcal/kg 能量。尤其应该控制纯能量食物的摄入量，如油脂和添加糖。脂肪提供的能量应占全天总能量的 20％～30％，烹调油脂摄入量不超过 25 g/d；每日添加糖供应的能量占全天总能量不超过 10％，添加糖摄入量不超过 50 g/d，最好控制在 25 g 以下。

由此可见，痛风患者在饮食上只控制嘌呤的摄入而不限制总热量的摄入，是犯了"舍本逐末"的错误。

误区 9

高尿酸血症患者绝对不能吃豆腐等豆制品

解析：这种观点是不正确的，是对豆腐等豆制品的极大误解。这种误解产生的根源在于食物嘌呤含量量表。在这些量表中，豆腐等豆制品被归类为中等嘌呤含量等级的类别（即每 100 g 食物含嘌呤 50～150 mg），并建议高尿酸血症和痛风患者只能"偶尔、少量"进食。所以，很多患者认为豆腐会升高血尿酸水平，索性直接将这类美食打入了禁忌食品之列。

然而，真相并非如此。

首先，食物的烹调加工方法对豆制品的嘌呤含量有很大影响。以大豆制品为例，虽然干黄豆属于高嘌呤食物，但几乎没有人会直接生吃大量干黄豆。黄豆在制作成豆腐的过程中，要经过长时间的浸泡和磨浆，其嘌呤含量会被极大程度地稀释，当滤去浆水之后，其嘌呤含量会随着水流失而进一步降低。黄豆制作的豆浆也是同理，制作豆浆的比例通常是 1 kg 黄豆加入 20 kg 水，在稀释 20 倍之后，豆浆的嘌呤含量便低至约 10 mg/100 g。即便是家庭制作的浓度较高的豆浆,如 1 kg 黄豆加入 10 kg 水,其嘌呤含量也仅约为 20 mg/100 g。所以,豆浆、豆腐其实均属于低嘌呤等级的食物,其嘌呤含量比肉类更低,高尿酸血症及痛风患者完全可以适量食用。

其次,目前研究还发现,摄入豆类和豆制品是防止痛风发作的保护因素。在动物性蛋白摄入量较高的人群中,高尿酸血症的发病率更高;而在植物性蛋白摄入量较高的人群中,高尿酸血症的发病率反而较低,其可能的机制与豆类促尿酸排泄作用有关。除此之外,豆类的嘌呤组成与肉类的嘌呤组成种类也有很大差别。大豆中植物蛋白嘌呤的组成以腺嘌呤和鸟嘌呤为主,而肉类中动物蛋白的嘌呤组成,次黄嘌呤和黄嘌呤含量相对较高。腺嘌呤、鸟嘌呤转化成尿酸的步骤烦琐复杂,不如黄嘌呤、次黄嘌呤来得直接快速。也就是说,即使摄入相同数量的嘌呤,植物蛋白和动物蛋白代谢后产生的尿酸水平也是不一样的。

此外,值得一提的是,在讨论摄入大豆制品对高尿酸血症和痛风患者的影响时,不应只考虑到嘌呤这个单一因素,还应综合考虑到大豆中的其他健康相关因素。豆类及豆制品中含有丰富的蛋白质,可弥补限制畜禽类和鱼类食品摄入引起的蛋白质摄入减少。还有研究提示,膳食中大豆异黄酮的摄入量与高尿酸血症的患病风险呈显著负相关,这可能与大豆异黄酮能够抑制黄嘌呤氧化酶的活性有关;同时,大豆制品对预防心脑血管疾病有益,可降低冠心病的发病风险。

因此,高尿酸血症患者是绝对可以适量食用豆腐等豆制品的，以每日摄入 25 g（干豆）为宜，可部分替代肉类作为膳食中优质蛋白质的来源。但是，如果是合并肾功能不全的患者，则应在专科医生或营养师的指导下合理控制每日蛋白质的摄入总量。

误区 10

痛风患者的饮水量只要多就行，
其他没啥讲究

解析:如前所述,尿酸溶解在尿液中,要想多排出尿酸,就得多排尿。那么,怎样才能多排尿呢?答案就是多饮水!但究竟要饮多少水呢?怎么知道饮水量够不够?饮什么样的水?什么时候饮水最好?是主动饮水还是被动饮水……看来,即使是简简单单的饮水,对广大痛风患者来说,其中也大有学问。

首先,痛风患者究竟要饮多少水才够?怎样评估?痛风患者需要特别注意摄取足量的水分,只要患者的肾功能正常,所摄取水分越多,尿量也会随之增加。正常人每天的尿量为 1～2 L,但是对痛风患者来说,若想排出比正常人更多的尿酸,就必然需要排出比正常人更多的尿液。如果患者没有心力衰竭或肾脏病等禁忌,一般要求每天饮水总量为 2～3 L,主张在早、午、晚分次饮水,每次饮水量应达到 500 mL 左右。饮水量是否足够取决于尿量,要求保证每日尿量在 2 L 或以上,如果达不到 2 L,说明饮水量还不够,即使每天的总饮水量已经达到 3 L 了,也需要饮更多的水。

其次,痛风患者饮用什么样的饮品是最好的?由于当尿液的 pH 值在 6.2～6.9 时,最有利于尿酸的排泄,并能减少尿酸盐结晶形成,因此,痛风患者的饮用水以偏碱性为宜,这种水有利于碱化尿液,能使患者尿液的 pH 值保持在 6.2～6.9 之间。另外,由于肥胖与尿酸升高之间具有一定的关系,因此要求患者所饮用的饮品必须是低热量的,如果患者所饮用的饮品里含有大量糖分或者其他能量物质,则长此以往,其体重会逐渐增加,尿酸会越来越高。推荐痛风患者大量饮用苏打水,因苏打水中含有碳酸氢钠,解离出来的碳酸氢根离子可使其呈碱性,有利于痛风患者碱化尿液,从而排出尿酸;而且其热量也较低。近几年,我国市面上的苏打水品牌和种类越来越多,人们也越来越习惯饮用苏打水。如果患者难以接受苏打水的口感,也可以选择白开水或者淡茶水等其他饮品,只要符合上述两个原则即可。当前有很多患者家中自备饮水机或桶装纯净水等,纯净水其实就是天然水经过一系列工序提纯和净化过的水。纯净水在制作过程中,去除了对人体有害的病菌和某些有毒元素,但同时也去除了对人体健康有益的微量元素以及必需的矿物质,长期饮用有可能导致人体微量元素及矿物质不足。另外,我国生活饮用水的 pH 值为6.5～8.5,而纯净水的 pH 值一般为 6.0,偏弱酸性,长期饮用会导致人体的内环境偏酸性,不利于尿酸的溶解和排泄。因此,对一般家庭来说,还是主张饮用普通的家庭饮用水。

最后，痛风患者什么时候喝水才是最好的呢？很多人的饮水习惯是渴了才喝水，其实这种习惯对痛风患者是非常不利的。出现口渴的感觉说明机体已经处于缺水状态，这个时候才饮水其实非常不利于尿酸的排泄。因此，不能等到口渴了才想起来要喝水，一定要养成主动饮水的习惯，要保证身边总是有个水杯或水壶，一有闲暇时间就喝上几口。另外，吃饭前后最好不要饮用大量的水，因为这样会冲淡胃酸和消化液，影响食欲，也会妨碍食物的消化。一般主张饮水的最佳时间是清晨、两餐之间以及晚上。

由此可见，对痛风患者来说，饮水的讲究可多了，如果患者不注意这些细节，还真有可能连水都不会喝，连水都喝不对！

误区 11

痛风患者不需要限制食盐摄入量

解析:很多痛风患者在确诊之后,理所当然地特别关注各种食物嘌呤含量的高低,却常常忽视了日常饮食中每天都要接触到的一类食物。这类食物虽然不含嘌呤,每日进食量也甚微,但是日积月累、积少成多,如果食用不当,其对尿酸水平和痛风病情的影响也不容小觑。它就是——食盐。

《中国居民膳食指南》推荐每人每天的食用盐摄入量不得超过 6 g。然而,2015 年中国居民营养与慢性病状况报告指出,中国居民平均每天摄入食盐量高达 10.5 g。作为痛风人群,则更应该关注食盐的摄入对健康的影响。食盐的化学成分是氯化钠($NaCl$),食盐最重要的成分是钠离子。在痛风的常规治疗中,为了促进尿酸的溶解和排泄,很多患者需要通过服用碳酸氢钠(小苏打)来碱化尿液,这使得痛风患者体内的钠水平升高。此外,因为痛风患者日常的饮食种类受限,所以很多患者在饮食上较偏爱重口味。综合考虑这些因素,痛风患者钠的摄入量可能比正常人群还要高。钠离子摄入过多,不仅会导致钙的吸收减少,尿酸和钠离子结合还会产生尿酸单钠结晶,沉积的尿酸盐结晶会诱导免疫细胞趋化,引发慢性炎症反应,长此以往,痛风石的发生风险也随之增大。

此外,众所周知,长期钠盐摄入超标会升高人体的血压水平,同时加重肾脏负担。而高尿酸血症和高血压这一对"双高",就像一对"连体婴儿"一样,时常一起光临。25%～50%的高尿酸血症患者同时患有高血压。而90%的原发性高血压患者,其尿酸水平显著高于正常人。高水平的尿酸会使血管硬化,促进斑块形成,进而引起血压升高;而患有高血压时,肾脏小血管的损伤增加,导致肾脏对尿酸的排泄减少,血尿酸水平增高,最终形成恶性循环。可见,过量摄入食用盐对痛风患者而言,无异于雪上加霜。根据《中国居民膳食指南》的建议,痛风患者每人每天的食用盐摄入量不应超过6 g(相当于一个啤酒瓶盖的容量),但如果合并高血压,则应更严格地限制摄入的食盐量,一天不应超过4 g。除了看得见的食用盐,生活中还存在着很多我们看不见的"隐形盐",如酱油、耗油、榨菜、酱料、腌菜、腌肉、火腿、豆腐乳、薯条、奶酪、方便面、挂面等,这些食品都是常见的"藏盐大户",大家应提高警惕,小心地避开"陷阱"。

痛风患者可采用一些烹饪小技巧来做到减盐不减味,如利用菌菇、番茄、芥末、醋、花椒、辣椒、葱、姜、蒜等天然鲜香的食材或调味品来增鲜提味;烹饪时多选用蒸、煮、炖的方式,享受食物的天然美味;或等到出锅时再放盐,这样食盐不会渗透到食材中,而是依附在表面,可以在同等用盐量的情况下,增加菜肴的咸鲜口感。

　　盐粒虽小,"盐"多必失。痛风患者在日常饮食中应掌握吃盐的正确方式,培养清淡口味,做到量化用盐、科学用盐。

误区 12

高尿酸血症或痛风患者多喝
苏打水百利而无一害

解析:这个观点过于武断。在大家看来,苏打水的主要成分是碳酸氢钠,是一种"碱性"水,所以苏打水受到了广大高尿酸血症或痛风患者的热捧,甚至认为多多益善,对病情控制有着神奇的作用,百利而无一害。事实果真如此吗?

首先,患者喝到的是"真正"的苏打水吗?所谓苏打水,主要指含有"小苏打"(碳酸氢钠)的水,碳酸氢钠分子式为 $NaHCO_3$,在水中可以解离出 HCO_3^-,因而呈碱性。如果是将小苏打直接溶于水而形成的苏打水,那么痛风患者可以每天适量喝一些,有助于减少尿酸的重吸收和促进尿酸的排泄,但其缺点是口感实在是不怎么样,很多患者不爱喝这种有益于病情控制的"健康水"。而很多打着弱碱性水的旗号在超市里售卖的苏打水,口感虽好,但并不都是弱碱性的。有的苏打水含有一定量的碳酸氢钠,但有的却只是加入二氧化碳来模拟苏打水的口感,这种"伪苏打水"实际上不含有碳酸氢钠。食品调查也发现,多种市售"苏打水"竟然呈弱酸性（pH 值＜7.0），这可能与商家为了改善口感，在苏打水中加入某些香精、甜味剂（如阿巴斯甜、安赛蜜等）以及其他维生素添加成分有关。因此，大部分商品型的苏打水，对高尿酸血症或痛风是没有缓解和帮助作用的，甚至还有可能导致尿酸升高，加重病情。

其次，患者是否适合喝苏打水？痛风患者可以通过饮用适量的苏打水来碱化尿液，这样有利于尿酸盐结晶溶解并随尿液排出。苏打水的 pH 值为 7.5～9.0，呈弱碱性，因此，大多数高尿酸血症患者喝苏打水是有益处的。但不同患者的高尿酸血症有不同的起因，并不是所有的患者都需要碱化尿液，也不是说尿液碱性越高越好。碱化尿液过程中要频繁检测患者尿液的 pH 值。如果高尿酸血症或痛风患者的尿液 pH 值＜6.0，此时需要碱化尿液；但如果患者尿液的 pH 值在 6.2～6.9，此时则不需要碱化尿液；当尿液 pH 值＞7.0 时，则尿液过于碱化，反而容易形成尿路结石，对人体造成损害。另外，长期大量摄入碳酸氢钠可能引起碱血症，严重者甚至可诱发碱中毒。因此，是否需要多喝苏打水取决于尿液的酸碱度，若盲目大量饮用则得不偿失。

最后，苏打水的降尿酸效果是否真的如此"神奇"？其实，苏打水调整尿液酸碱度和促进尿酸排泄的作用是有限的，不能取代碳酸氢钠片的治疗作用。因此，当医生建议患者服用碳酸氢钠片的时候，不要认为能用苏打水取而代之。此外，苏打水是把"双刃剑"。如果长期大量饮用，则会摄入大量钠离子，这与高盐饮食的后果是相同的，可能会升高血压,增加肾脏的负担。长期饮用这类饮品还可能导致酸碱平衡紊乱、钙质丢失,从而导致骨质疏松和脆性骨折的发生风险增大。

综上所述,痛风患者虽然可以适量饮用苏打水,但一定要确保所喝的苏打水是弱碱性的天然苏打水。需要强调的是,考虑到痛风患者常常伴有高血压、冠心病、肾脏功能损害等问题,因此,有并发症的患者并不适合无限制地饮用含钠的苏打水,应该学会权衡利弊。患者如果经常大量饮用苏打水,则建议日常饮食应限制食盐量,保证一天内摄入的总钠量不超标。

误区 13

调味料不会影响痛风的病情

解析：近年来，我国居民的生活水平日益提高，单纯解决吃饱问题已然不能满足人们的口腹之欲，人们开始追求食物的口感，嗜爱重口味食物的人群越来越多，麻、辣、鲜、香，轮番轰炸味蕾，让人馋涎欲滴，大呼过瘾。然而，在这些美食的背后，也隐藏着痛风患者的健康"陷阱"——各种调味料。下面列几种常用调味料略做解释说明。

一、鸡精

鸡精是日常烹饪中使用率很高的一种调味料。那么，它对痛风病情是否有影响呢？首先来看一下鸡精的配料成分。鸡精是以味精、食用盐、呈味核苷酸二钠、酵母抽提物、鸡肉/鸡骨的粉末及其他辅料为原料，经混合加工后，具有鸡肉的鲜味和香味的复合调味料。由此可见，鸡精其实是在味精的基础上调制成的。鸡精中含量最多的配料就是味精，即谷氨酸一钠。味精含钠离子，3 g 味精就相当于 1 g 盐。而烹煮菜肴本身就需要加盐，额外摄入过多的味精会导致钠离子摄入超标,从而增加高血压的风险。鸡精中的呈味核苷酸二钠具有强烈的增鲜作用,属于嘌呤前体物质。核苷酸由嘌呤、核糖和磷酸组成,当衰老的细胞被分解时,核酸便被分解为嘌呤,在肝脏会进一步形成尿酸。如果过多食用鸡精,便会形成过多的尿酸,从而加重痛风病情。鸡精中的酵母提取物成分则是一种高嘌呤食物。总之,鸡精调味料中的各种成分导致鸡精的嘌呤含量高达 350 mg/100 g,食用不当势必会影响痛风的病情。

二、香辛料

近年来,麻辣香锅、川式火锅、水煮活鱼在大江南北迅速风靡,尤其俘虏了无数年轻人的味蕾。但是,这些菜式中大量使用的辣椒酱、豆瓣酱、花椒、胡椒、芥末等刺激性的香辛调味料,会导致人体植物性神经兴奋,新陈代谢作用增强,刺激内源性尿酸生成增多,导致血尿酸水平升高,加重痛风病情。如果一次性食用过多,则可诱发痛风的急性发作。

三、蚝油

很多人喜欢用蚝油来拌菜炒菜,或是将其用作蘸料。蚝油,以牡蛎为原料,经煮熟、取汁浓缩、加辅料等步骤精制而成。新鲜牡蛎本身的嘌呤含量就已高达 242 mg/100 g 可食部,属于痛风患者必须避免食用的食物类别,而一旦将牡蛎浓缩制成酱汁,其嘌呤含量和钠盐含量更是骤升。

从上述调味料对痛风影响的分析可以看出,调味料中的某些成分可对尿酸代谢和痛风发作产生影响。这就要求广大患者在生活中,一定要留心调味料的配料及其成分含量。凡是看到食品配料表中标注有"呈味核苷酸二钠""味精/谷氨酸钠""酵母提取物"等字眼的调味料,都要保持警惕,不可任性、长期、大量地食用。否则,调味品的食用量虽小,但日积月累、积少成多的作用是不容忽视的,久而久之,一定会成为痛风患者的健康隐患。

总之,谨慎食用调味料,浅尝辄止为最好!

误区 14

痛风患者多吃坚果有益健康

　　解析:坚果不仅营养丰富,吃起来还"嘎嘣脆",甚是津津有味。坚果经常出现在生活的各种场景中,不管是朋友聚会、休闲娱乐或是宅家追剧,总是少不了各色坚果的点缀。常见的坚果有花生、瓜子、山核桃、榛子、松仁、腰果、开心果等。坚果中富含有益脂肪酸、矿物质、B 族维生素和维生素 E,具有很高的营养价值,深受大家的喜爱,包括很多痛风患者。瓜子一磕、花生一剥、核桃一夹,根本停不下来。那么,痛风患者真的可以多吃坚果吗? 真相并非如此。

　　首先,部分坚果的嘌呤含量并不低。查阅中国食物成分表会发现,榛子、松子、开心果、腰果、花生、白芝麻、南瓜子等坚果的嘌呤含量高于 50 mg/100 g 可食部,属于中等嘌呤含量食物。而核桃、栗子、杏仁、碧根果、黑芝麻、夏威夷果、葵花子等坚果,嘌呤含量低于 50 mg/100 g 可食部,属于低嘌呤含量食物。痛风患者应以此为参考,有选择地食用嘌呤含量偏低且又适合自己口味的坚果。

　　其次,坚果体积虽小,却是不折不扣的高脂肪、高能量食物,大部分坚果的脂肪含量大于 40％。约 15 g 坚果就可产生高达 90 kcal 的能量,与半两粮食的热量相当。若不知不觉中摄入过多见过,则容易导致每日总能量和油脂摄入过剩,摄入过多的脂肪对尿酸排泄会产生不利影响。

最后,坚果的蛋白质含量多在 20％～30％ 之间,蛋白质含量较高,且属于植物蛋白,非优质蛋白质。如果一次性食用过多,则体内会产生较多的含氮代谢物,增加肾脏的负担。如前所述,肾脏疾病是高尿酸血症的重要病因,而高尿酸血症也是慢性肾脏病最常见的并发症之一,摄入过多的非优质蛋白质对保护肾脏没有好处。

那么,痛风患者是不是一点坚果都不能碰呢?当然也没有这么绝对。只要食用方法正确,痛风患者完全可以放心食用坚果。正确食用坚果的关键是控制食用量,建议痛风患者在缓解期,每周可摄入坚果 50～70 g(平均每天10 g左右),相当于每天带壳葵花瓜子 20～25 g(约掌心一把半),或花生 15～20 g,或核桃两三个,或板栗四五个。另外需要注意的是,痛风患者以原味坚果为宜,因为后续的加工往往会添加一些对痛风不利的物质,如盐、糖、奶油等各种调味料。例如,油炸花生米和奶油瓜子就不是痛风患者的正确选择。

总而言之,坚果营养丰富,正确食用有益健康,尤其是对心血管系统而言,作用更为明显;但"勿逞一时之快,误美好一生",细水长流,方得健康。

误区 15

痛风患者不能喝咖啡和茶

解析:这个观点是错误的。过去的传统观念认为,痛风患者应禁用咖啡和茶,因为它们含有可可碱、茶碱和咖啡因,这些物质经过代谢后会生成甲基尿酸盐,而"甲基尿酸盐"曾被误认为是引起痛风的"尿酸盐"。但事实上,此"盐"非彼"盐",甲基尿酸盐的分子结构与尿酸盐并不相同,是两种完全不同的物质。甲基尿酸盐并不会在肾脏、关节等部位沉积下来,也不会形成痛风石,与痛风的发病并没有任何关系。

茶和咖啡都是在人们生活中具有重要地位的健康饮品。茶是我国传统饮品之一,在我国历史长河中,茶文化源远流长。茶叶中含有茶多酚等许多有益成分,饮茶有降低胆固醇和血压、减少心脑血管发病、降低死亡率、缓解精神压力、抗焦虑等诸多保健作用。咖啡是世界三大饮料之一,含有咖啡因等物质,有预防心血管疾病、改善肝脏功能以及消除疲劳、利尿除湿等功效。针对茶与痛风的关系,曾有专门的研究证实饮茶与痛风发病率之间没有相关性。虽然说喝茶不能预防痛风,但痛风患者喝茶肯定是无害的,且喝茶还意味着饮水量增多,尿量也会随之增多,这有利于尿酸的排泄。针对咖啡与痛风之间的关系,有研究证明喝咖啡不仅不会增大痛风的发病风险,似乎还是一个保护因素,每天饮用适量的咖啡与减小痛风的发病风险显著相关。原因可能是咖啡中含有大量的钾元素,具有利尿的作用,在一定程度上有助于人体尿酸的排泄。另外,这两种饮料都呈弱碱性,若适量饮用,有助于碱化尿液和促进尿酸排出。因此,痛风患者饮用咖啡和茶对病情非但无害,反而有益。

不过,值得注意的是,只有黑咖啡才存在上述益处。有些人饮用咖啡时习惯加入糖和奶精,这会对痛风患者的体重和血脂控制产生不利影响。此外,老年患者需要注意,饮用过量咖啡会导致骨质疏松。同时,浓茶和浓咖啡都有兴奋作用,有些患者饮用后会出现失眠、心悸、血压增高等情况,应尽量避免喝浓茶和浓咖啡。另外,虽然痛风患者可以喝咖啡,某种程度上咖啡甚至还有一定的好处,但并不提倡没有喝咖啡习惯的患者通过大量喝咖啡来降低尿酸水平。这里强调的是,原本有喝咖啡习惯的痛风患者没必要无端地戒掉这个并非不良的嗜好。

由此可见,痛风患者完全可以继续尽情地享用咖啡和茶,无须顾虑重重。

误区 16

只要是运动，都是有益的

解析："生命在于运动"，这个口号大家都耳熟能详，但要真正掌握运动的核心要义，以促进人体的健康则实属不易。针对高尿酸血症及痛风患者来说，正确的运动方式应有助于降低血尿酸水平，但如果掌握不好运动的度或者采取了不正确的运动方式，反而会使病情加重。所以，"只要是运动就一定是有益的"这种观点是不正确的。

不要以为只要是身体的活动就都是运动，有关运动的门道还是很多的，甚至是很复杂的。但一旦谈到运动，最关键的还是运动的强度。运动的强度一般可分为低强度、中强度和高强度；也可分为有氧运动和无氧运动；等等。所谓有氧运动，是指人体在氧气充分供应（吸入的氧气量与运动所需求的氧气量相等）的情况下进行的运动；而无氧运动是指人体肌肉在无氧供能的状态下进行的运动。一般来说，有氧运动的特点是运动强度不高、持续时间相对较长、不会产生过多乳酸、运动后不易出现肌肉酸痛等；而无氧运动则恰恰相反，特点是运动强度高、持续时间短、可产生过量乳酸、运动后可有肌肉酸痛等。这些分类依据看似分得清清楚楚、明明白白,但在现实中却是非常难以界定的。因为每个人的运动能力不一样,同样的运动,对甲来说可能是中强度,但对乙来说则可能是高强度;此外,某项运动对某人来说,刚开始时是有氧运动,但如果运动的时间没有掌握好,持续一段时间后可能会变成无氧运动。所以说,有氧运动和无氧运动有时候是很难绝对区分的,不如以在运动时哪一种运动形式占主导来分析更合适一些。

对于高尿酸血症及痛风患者,以有氧运动或中等强度的运动形式为最佳,不主张其从事高强度或无氧运动。在高强度或无氧运动时,肌肉在"缺氧"的状态下会产生大量乳酸,而乳酸会与尿酸竞争性地从肾脏排出而抑制尿酸的排泄,这对痛风患者稳定病情和控制血尿酸水平是不利的。另外,剧烈的无氧运动容易引起关节损伤,导致尿酸盐脱落,进而诱发痛风性关节炎复发。因此,痛风患者不宜选择快跑、足球、篮球、登山等强度剧烈的运动项目,可选择中、低强度的有氧运动方式,如快走、匀速慢跑、骑单车、太极拳、广播操、健美操、跳舞、踢毽子、游泳等。在运动时间上,一般建议患者每周运动 5 天,每天运动 30 min,循序渐进,量力而行。

总而言之,正确的运动绝对能让高尿酸血症和痛风患者获益无穷。与运动相约、与健康同行、与快乐相伴!

误区 17

运动可以降尿酸

解析：这种观点太绝对了。运动是否能降低血尿酸水平主要取决于两个方面：一是高尿酸血症患者的血尿酸水平高出正常范围多少；二是从事多高强度的运动。

值得注意的是，血尿酸水平的升高总是与血糖升高、血压升高、体重增加、睡觉打呼噜等联系在一起。其实，这些异常之间确实是有关联的，其共同原因就是"胖"或"腰粗"，在发生机制上都有胰岛素抵抗，医学上称之为有"共同土壤"，通俗地说，它们就是同一棵树上结的不同的果子。众所周知，运动是糖尿病的基础治疗，运动也可以降低血压，运动对减轻体重也有积极的作用。那么，从"共同土壤"学说出发，运动可以降低血尿酸水平也就不难理解了。原因是运动可以提高机体组织的胰岛素敏感性，能够改善患者的胰岛素抵抗状态，从而间接达到降低血尿酸水平的效果。但是，运动降低血尿酸水平的幅度是轻微且有限的。对血尿酸水平轻度超标的患者而言，一定强度的运动是有益的，通过运动可以使其升高的血尿酸水平降至正常范围。当然，还是需要配合正确的饮食调节等。但是，对血尿酸水平较高的高尿酸血症或痛风患者来说，单纯依靠运动是不可能使血尿酸水平降至正常的，必须在低嘌呤饮食的前提下，使用正确的降尿酸药物治疗，才有可能把升高的血尿酸降至理想水平。

除了要考虑患者血尿酸水平升高的幅度外，还必须考虑运动的强度。高强度的运动不仅不能降低血尿酸的水平，反而会升高患者的血尿酸水平。为什么会这样呢？原因主要有两个：一方面，高强度运动是一种无氧运动，在运动的过程中肌肉会产生大量的乳酸，乳酸在从肾脏排泄的过程中，与尿酸存在竞争关系，会抑制尿酸的排泄；另一方面，在高强度运动的过程中，大量的水分会从皮肤以汗液的形式丢失，而尿酸通过汗液排泄的量微乎其微，几乎可以忽略不计，这样一来，大量的尿酸被保留在体内，而血液含水量减少，血尿酸水平相应增高。这就是为什么非常强调在运动中和运动后要及时补充水分来保证足够的尿量，以便尿酸从肾脏排泄。所以，高强度的运动是无法降低血尿酸水平的。那么，多大强度的运动可以降低血尿酸水平呢？答案是中等强度的运动或有氧运动，这种强度的运动下，机体不会产生大量的乳酸，也就不会影响尿酸的排泄。另外，高尿酸血症患者进行高强度运动的另一作用也应特别引起关注，那就是可诱发痛风发作。

因此，不能武断地认为一切运动都可以降低机体的血尿酸水平，高强度的运动不仅不能降低血尿酸水平，反而会使血尿酸水平升高。

误区 18

高尿酸血症或痛风患者
什么时候运动都可以

解析: 运动是生活方式治疗的重要组成部分,运动有益于健康。对高尿酸血症或痛风患者也要鼓励其进行一定强度的运动,有助于降低血尿酸水平、提高机体胰岛素敏感性、预防痛风的急性发作等。但是,这并不意味着什么时候运动都对身体有益,如果未在最佳的时候运动,就无法充分发挥运动的有益作用,有时反而对身体有害。所以说,这种观点是有瑕疵的。

生活中,绝大多数人选择在晨起后或在晚上睡觉前这两个时间段进行运动。其实,这两个时间段都不太适合高尿酸血症或痛风患者进行体育锻炼。喜欢晨起运动者认为早晨空气最清新,正是运动的好时机。殊不知,早晨起来时人体的肌肉、关节及内脏功能均处于松弛状态,尚不能快速适应一定强度的运动锻炼,晨起锻炼反而很容易造成关节的急、慢性损伤。而损伤的关节又非常容易引起尿酸盐"就地"沉积,进而诱发痛风性关节炎急性发作。另外,早晨刚起来时也是人体血液黏性最高的时间段,如果晨起后立即投入体育锻炼,则运动出汗会引起水分进一步消耗,血液就会更加黏稠,很容易造成血管血栓形成而突发心肌梗死或中风等心脑血管疾病。痛风患者多为中老年人,伴有心血管病的比例本身较高,在早晨锻炼更有一定的危险性。

那么,晚上睡前运动为什么也不好呢?主要原因是晚上睡前时饮水量减少,会导致运动过程中所产生的乳酸在体内蓄积,而乳酸会竞争性地抑制尿酸的排泄。另外,夜间休息时,随着呼吸、汗液蒸发、尿液生成等途径,血液进一步浓缩,机体会处于相对缺水的状态。若于睡前运动,则夜间入睡后血尿酸水平会进一步升高。因此,也不建议高尿酸血症或痛风患者在夜间(尤其是临睡前)运动。

那么,哪个时间段最适合高尿酸血症及痛风患者运动呢?一般主张下午4时至5时运动最适合!因为这个时候人体的生理功能处在最佳状态,此时人体的耐力强,机体的关节灵活度高,血液的粘稠度小等,运动造成运动性损伤的概率也相对较低;而且,此时人体的内在环境也最容易与外界环境相适应;另外,这个时间段运动还可以避开体内肾上腺素和去甲肾上腺素的分泌高峰,这对合并高血压及心血管疾病的高尿酸血症或痛风患者来说极有好处,不会导致运动时的血压快速升高或心肌缺血等。所以,选择这个时候进行运动锻炼,能最大限度地发挥人体的潜能和身体的适应能力,达到强身健体、防病治病的目的。

　　总之,运动有大学问。不仅要掌握好运动的强度,关于什么时候运动效果最佳也是奥妙无穷。

误区 19

多出汗可以降尿酸

　　解析:这种观点是错误的。血尿酸主要从肾脏和肠道排泄,其中由肾脏排泄约2/3,由肠道排泄约1/3,经汗液的排出量微乎其微,简直可以忽略不计。想通过出汗来排尿酸,不仅起不到降尿酸的作用,如果出汗后水分补充不及时、不充分,反而会升高血尿酸的水平。

　　人体大部分的血尿酸(60％～70％)是从肾脏排泄的。尿酸经肾排泄的过程是先经过肾小球的滤过,近端肾小管再重吸收,肾小管再分泌(有一小部分被肾小管再吸收)来进行排泄的,排泄量占总滤过量的6％～10％。排泄量的多少与尿酸在尿中的溶解度有关,而尿酸在尿中的溶解度又与尿的pH值有关。当尿的pH值维持在6.2～6.9时,尿酸的溶解度处于最佳状态,此时尿酸能在肾脏维持较高的排泄率。还有少部分尿酸从肠道排泄,随粪便排出体外,尿酸在肠道的排泄有赖于肠道的正常菌群。

　　既然血尿酸主要通过肾脏经尿液排泄,那么,如果尿量减少了,尿酸排泄也会随之减少。而出汗恰恰会使尿量减少,因为人的体液本身是处于平衡状态的,如果身体内的水分经汗液排出过多,则尿量自然就会减少,这是正常的生理现象。大量出汗时,血容量减少,肾小球的滤过率就会下降,尿量减少就会更明显。随着尿量减少,尿酸随尿液排泄的量就会减少,体内的尿酸浓度随之升高。另外,大量出汗如果是通过增加运动量来实现的,则也不利于尿酸排泄。剧烈运动是无氧运动,这时糖原分解,ATP大量消耗,骨骼肌所需的 ATP 得不到满足,则会导致肌源性的血尿酸升高。同时,无氧运动使乳酸在体内积聚,竞争性抑制尿酸的排泄,也会导致血尿酸水平上升。另外,大量、剧烈的运动还会增加关节损伤的机会,关节损伤可导致尿酸盐结晶的脱落和沉积,有可能诱发痛风急性发作。

由此可见,想通过出汗来降尿酸是"舍近求远",绝对没有通过多喝水经尿液排泄尿酸来得直接、痛快。

误区 20

从事体力劳动就是运动

解析：对痛风患者的治疗除了使用药物和控制饮食外，还包括运动治疗。很多患者会说："我每天都要干很多体力活儿，这不就是在运动吗？"其实不然，运动既然能称为一种治疗，就不是传统意义上的甩甩胳膊踢踢腿，其过程是有很多讲究的。

运动治疗是有强度要求的。高尿酸血症及痛风患者们应选择强度适中、容易坚持、持续时间长的有氧运动，不宜选择强度高的剧烈运动方式，特别是足球、篮球等对抗性的运动。对于年龄比较大、身体条件不太好的患者，可以选择低强度的有氧运动，如太极拳、养生操、匀速慢跑、广播体操、打门球等。对于病情较轻、无并发症的年轻人，可以选择强度较大的有氧运动，如游泳、快步走、跳舞、健美操、踢毽子、跳绳等无对抗性的运动。患者可以根据自身年龄、身体状况、个人爱好、经济条件、环境条件等来选择自己喜爱的运动项目，动作由简单到复杂，由易到难。什么是运动强度呢？运动强度即单位时间内的运动量。如何衡量运动强度呢？衡量的方法有很多，有的复杂，有的简单,可以简单地用心率来衡量。首先计算出最大心率＝220－年龄(岁),然后以最大心率的百分数划分运动强度,可分为三类:最大心率 80％以上为高强度;60％～79％为中等强度;35％～59％为低强度。痛风患者以中等强度的运动量为宜,太高会给心脏及运动系统增加负担,机体易疲劳,且乳酸堆积可导致尿酸增加;太低又达不到消耗热量、控制体重、降低血脂的治疗效果。运动时,运动量要循序渐进,主观感觉以不疲劳、不劳累、下次还想运动为度。对于运动的时间和频率,建议患者每天的运动时间为 20～60 min,每周 3～5 次,时间可以从 10～15 min 开始,逐渐延长运动时间。

日常体力劳动与运动完全不是一回事。体力劳动只是患者维持生计的必要手段,对很多患者来说可能是一种强迫行为。其劳动强度、劳动方式、持续时间等都不是患者能选择的。另外,从事体力劳动时通常只是几个肌肉群的局部运动,远没有达到进行全面的身体锻炼的目的;有时,过大的劳动强度和日复一日、单调的劳动方式,以及集中使用同一个肌肉群,反而会造成肌肉劳损,更不用奢望获得治疗效果了。而且,强度剧烈的劳动也会导致乳酸堆积,这对病情控制是十分不利的,反而是诱发痛风发作的一个因素。

另外,从心理学角度来分析,运动是一个释放情绪的绝好途径,选择自己喜欢的运动方式,可以让紧张的情绪得到充分释放,让郁闷、焦虑等不良情绪得到宣泄。在整个运动过程中,患者在精神上是愉悦的,在心理上是享受的,这对痛风病情的缓解无疑是有利的。但是,日复一日、单调的体力劳动则会给身体带来不舒服,给精神带来压力,患者很难在这个过程中保持轻松和愉悦。

因此,痛风患者所进行的体力劳动,无论是在身体上还是精神上,都无法代替运动治疗。

误区 21

痛风发作时运动可以减轻关节的疼痛

解析:这种观点不但是错误的,而且是有害的。痛风性关节炎急性发作时的关键处理恰恰是制动,而不是运动。

痛风性关节炎急性发作时,疼痛常来势凶猛,于数小时内达到顶峰,其程度堪称疼痛之冠,如灼烧,似啮咬,使患者生不如死、痛不欲生。而且,疼痛的关节及周围软组织会出现明显的红、肿、热以及功能障碍,严重限制了关节的活动度。此时,痛风患者不仅没有心情去运动,而且即使是想运动也运动不了,因为关节根本就动不了,更不用说通过运动来减轻疼痛了。那么,若疼痛已经减轻,可以通过运动来进一步减轻症状、加快恢复吗?答案也是否定的。首先,运动时身体会消耗大量的能量并形成尿酸,导致体内尿酸增多;其次,运动会导致体内乳酸生成增多,而乳酸又会竞争性地影响尿酸的排泄;再次,运动时大量出汗会使体内的水分减少,导致血液中的尿酸浓度进一步上升;最后,运动还会引起沉积在关节腔里的尿酸盐结晶大量脱落,进一步诱发炎症反应。可见,当处于痛风急性期、关节仍有疼痛时,运动不仅不能减轻疼痛,反而会使病情反复,结果是疼痛更加重、病程更绵长。

痛风急性发作时的正确处理方法是制动,一定要卧床休息,把患肢关节抬高,避免受累的关节负重,卧床时可以用支架托起盖被,减轻患肢受压从而减轻疼痛,也可以局部冰敷或用25%硫酸镁湿敷受累关节,减轻关节肿痛。另外,早期、及时地应用药物治疗也非常重要。大多数情况下,在疼痛急性发作前会有一些预兆,如关节部位会有酸胀不适,或有一些轻微疼痛感等。此时,就应该毫不犹豫地给予消炎止痛药(如秋水仙碱、依托考昔等),越早使用效果越好。同样的药物、同样的剂量,在 12 h 内启用的治疗效果要远远好于在 36 h 后启用的治疗效果。

由于正确的运动可在一定程度上降低血尿酸水平和预防痛风急性发作,因此,医生一般主张痛风患者可适当进行运动。那么,什么时候才能运动呢,运动方式又如何选择呢? 一般来说,患者应在疼痛完全缓解 2 周后再开始运动,并要掌握运动方法和运动量,循序渐进,从被动的徒手牵张训练开始,逐步过渡到关节主动牵张训练,以不引起关节疼痛为度。对于有痛风石的关节,只要皮肤表面不破溃、心肺肾功能正常、关节功能良好,在急性发作后也可以做一些诸如养生功和保健操之类的运动。

综上所述,掌握运动的时机至关重要。该运动的时候运动,可以降低血中尿酸水平,预防痛风急性发作;不该运动的时候运动,反而会使疼痛的程度加重、时间延长,病情反复。

误区 22

治疗痛风是医生和护士的事，
患者本身的作用不大

解析：这种观念是错误的。很多痛风患者走遍了大江南北，造访了各大医院，看过了众多名医，可痛风急性发作仍然反反复复发生，并眼看着病情逐渐进展至慢性关节炎以及痛风性肾病，甚至需要透析才能维持生命。导致这种结果的原因，很多时候并不是医生的医术不高明，更主要的原因其实是患者缺乏痛风的相关疾病知识，没有坚持规范化治疗，缺乏规范化管理疾病的意识，等等。正所谓"外因要靠内因才能起作用"，如果患者在控制病情的过程中消极应付，不能发挥主观能动性，单纯依靠医生护士的努力，那么，绝对是没办法控制好病情的。

在痛风疾病的诊治过程中，医生只是在制订治疗方案时起到主导作用，他们会根据患者高尿酸血症的可能致病原因，血尿酸水平升高的程度，肝肾功能受损情况，有无心血管系统、消化系统、血液系统、内分泌系统等方面的合并症，以及有无药物使用的禁忌证等情况，综合分析后制订一个最适合的治疗方案。虽然医生把握住了大方向，但具体执行者还是患者本人。患者如果能按照医生制订的治疗方案执行下去,那么这个方案就是适合的;患者如果不严格执行医生的治疗方案,那再适合的方案也无法取得预期的效果,甚至有可能还是错误的。患者在治疗中的重要作用由此可见一斑。但是不是只要遵照医生的医嘱就能很好地执行医生的治疗方案呢? 也没这么容易。病情总是在不断变化中的,或逐渐好转,或继续恶化,患者是感知病情变化的亲历者,只有把感知到的病情变化及时并准确地反馈给医生,医生才能据此恰当地调整方案,以便更好地控制病情。如果患者想完成医生的治疗方案,就要做好以下几点:

(1)学习痛风疾病的相关知识。患者要知晓痛风发生的原因和诱发因素、痛风病程的进展、选择治疗方案前需要完善的相关检查和治疗过程中需要检测的指标、在饮食及运动方面如何进行配合、进行药物治疗过程中要注意哪些情况、复诊的频次和时机等。

(2)调整好心态,要有信心,积极配合治疗。患者要相信痛风经过积极有效的治疗后,自己完全可以正常地生活和工作,要认识到痛风急性发作在治疗过程中是难免的。所以,既不能听之任之、满不在乎,也不能自暴自弃、悲观失望。树立战胜疾病的信心是非常重要的。

(3)科学的自我管理。建立健康的生活方式,尽早、全程、规范化治疗,定期复查,做好病情监测等。

总之,痛风不同于有些外科疾病,只要医生诊断明确并积极治疗,疾病便可在短时间内治愈。痛风是一种终身性疾病,需要终身"打点"和管理,从某种意义上讲,痛风能不能得到有效控制,取决于患者本身。

误区 23

痛风的关节痛只发生在大脚趾上

解析:这个观点是错误的。痛风的关节疼痛不仅发生在大脚趾,其他关节也会发生,且病程越长的患者,其他关节发生痛风的概率也越高。

俗称的"大脚趾",在医学上称为第一跖趾关节,60%～70%的痛风患者第一次关节疼痛就发生在这个关节上。为什么这个关节如此"倒霉"呢?原因有多个方面:

(1)这个关节位于肢体的末端,血液循环相对缓慢,尿酸盐晶体更容易沉积于此处。

(2)该关节虽小,却要承受整个人体的重量,平时受伤的机会相对较多,而尿酸盐晶体在损伤处则更易沉积。

(3)第一跖趾关节的血流相对缓慢,故局部温度较低,使得尿酸盐不易溶解,更易形成结晶并沉积在关节处。

但是,此关节好发痛风并不意味着其他关节就不会发生痛风,其他关节如踝关节、膝关节、腕关节、肘关节等,也可发生痛风性关节炎而致疼痛。

判断一个关节的疼痛是不是由痛风引起的,实际上还是相当复杂的。部位只是需要考虑的一个方面,还需要考虑疼痛的性质、缓解的因素、药物治疗的反应、血尿酸水平等，更多时候还要借助关节超声、双源 CT 等辅助手段才能够明确诊断。只有诊断正确，治疗效果才会有保障。在临床上，痛风患者的关节疼痛是有其特点的，最常见的就是一个或多个关节突然疼痛，多于夜间突然发生，但疼痛一般有个渐进的过程，往往在开始后 4～12 h 达到顶峰，疼痛呈撕裂状、刀割样或咬噬样，其后程度慢慢减轻，一般在两周内基本消失。有的患者还会出现游走性关节疼痛，即多个关节轮流疼痛。另外，疼痛的关节会红肿，局部皮温升高，肉眼可见关节处皮肤红紫、发亮。

痛风的关节痛需要与类风湿性关节炎及关节扭伤的关节痛进行区别。类风湿性关节炎也会出现关节疼痛、发红、肿胀等。但是，类风湿性关节炎的疼痛包括轻度、中度或重度，通常与关节僵硬有关，最常见的受影响的关节是手、腕、脚等小关节，常呈对称性。这些特点与痛风性关节炎有很大区别。另外，类风湿性关节炎常见于女性，而痛风性关节炎则多见于男性。扭伤也会导致关节肿胀、疼痛以及活动异常，这和痛风十分相似。但是，一方面，扭伤最大的特点就是有明显的外伤史，这是痛风所不具备的条件；另一方面，扭伤的症状只在特定时间出现，并且很快便缓解，而痛风的症状通常会持续很长时间，病情会反复发作，且程度越来越重。

总之，痛风好见于青壮年男性；疼痛常突然发作；多有饮酒、寒冷、运动等诱因可循；通常能自行缓解；可单个关节也可多个关节发作；等等。

误区 24

关节痛且尿酸高，一定是得了痛风

解析：这个说法和上一个误区堪称镜像问题，也是犯了绝对化的错误。

临床上经常碰到这样的患者，在运动后、饮酒后，或无明显诱因出现关节的红、肿、热、痛，去医院查了一下，尿酸偏高，便自我诊断为痛风性关节炎，从此开始抗炎止痛、降尿酸等治疗，甚至有人开始长期口服激素治疗。但有些患者按痛风来治疗，效果却并不理想，而且后来慢慢发现，痛风发作的方式怎么和其他人不一样呢？殊不知，"关节痛加尿酸高"并不等于"痛风性关节炎"。

首先，关节痛的病因实际上非常多，远不止痛风性关节炎这一种，还有关节损伤、自身免疫性疾病、肿瘤、感染、神经病变、药物诱发等众多因素，都有可能引起关节疼痛，有些还伴有与痛风性关节炎同样的症状，如红肿、皮温高，甚至发作的部位与痛风性关节炎发作的经典部位也有可能相同。当然，从理论上来说，不同病因引发的关节痛的临床表现肯定是有差别的，但是，有些发作症状不典型的关节痛，就连专科医生都需要借助其他检验、影像等手段，反复鉴别，逐一排除，才有可能明确诊断。例如，目前全世界所有有关的指南中对痛风性关节炎的诊断，都表明无法仅凭关节痛和尿酸水平就能轻而易举地明确诊断，而要通过临床症状、血尿酸检测水平、关节超声、痛风双源 CT、关节腔穿刺液检测尿酸盐结晶等，多维度、全方位地进行综合评分后，才能非常谨慎地做出明确诊断。在这个诊疗体系中，痛风性关节炎患者的受累关节不一定是第一跖趾关节，尿酸也不一定升高。实际上，即便有了这样明确的诊断规范，医生们也常会碰到模棱两可、诊断困难的患者。所以，一般患者想要自我明确诊断是更加不可能的。

其次，并不是所有高尿酸血症的患者都会出现痛风性关节炎，很多患者的血尿酸水平一直处于很高的状态，但是几十年来都没有出现过痛风发作，这样的患者在临床上也大有人在。那么，这样的患者如果出现关节红、肿、热、痛，就一定是痛风吗？虽然这样的可能性是很高的，但答案仍然是否定的。原因也有可能是运动时关节扭伤或者关节感染，需要在医院进行检查后才能明确诊断。

综上所述，痛风性关节炎的诊断并不仅仅凭借"关节痛加尿酸高"这样简单的依据，而需要借助完善的诊断系统，经由有经验的医生来确定。所以，患者切不可随意自行诊断，以免贻误治疗时机。

误区 25

痛风时的关节疼痛可以热敷以减轻疼痛

解析:热敷是临床上及家庭中广泛使用的一种物理治疗方法。也正是因为其应用普遍,所以很多人忘记了热敷也是有适应证的,并不能"包治百病"。就拿痛风时的关节痛来说,选择合适的时机热敷,可改善关节周围组织的血液循环,缓解肌肉痉挛,促进局部损伤组织的修复等。但如果非其时而用其法,结果便适得其反。所以,认为用热敷就一定可以缓解痛风性关节炎疼痛的观点是片面的。

那么,痛风处于什么阶段不可以热敷呢? 答案:急性期不能热敷。痛风之所以会发作,是因为尿酸盐结晶引起急性炎症反应,大量炎症因子汇聚于尿酸盐结晶沉积的部位,此时的治疗重点是减轻炎症反应。如果这个时候使用热敷这种理疗方法,无异于"火上浇油",只会让炎症"来得更猛烈些"。热敷不仅会加剧局部的炎症反应,还有扩张血管和增加血管通透性的作用,会使细胞渗出增多,加剧受累关节的肿胀,同时再度提高关节局部皮肤的温度,使本已红、肿、热、痛的关节更加红、肿、热、痛。所以,痛风急性期不但不能热敷,而且此时需要的反而是冷敷。因为冷敷可使局部血管收缩,降低毛细血管的通透性,减少包括炎症细胞在内的细胞渗出,减轻患病关节局部的炎症反应,也有利于组织的修复。冷敷时要注意温度和时间的控制,避免冻伤。一般主张每次时长以 $15\sim20$ min 为宜,温度以 $8\sim15℃$ 为佳。还要注意患者有无过敏反应,如果出现皮肤潮红、瘙痒、荨麻疹、心跳加快、血压下降等,应立即停止冷敷并进行保温。但冷敷不能长时间使用,主张在急性发作的 48 h 内冷敷。如果过了这个时间段,再冷敷则会使局部的血流减少,一方面不利于炎症的消散,另一方面也有可能促进尿酸盐结晶的沉积,进一步加重炎症反应。

对于过了急性期的痛风患者,若关节仍有肿胀或慢性疼痛,此时使用热敷疗法则正当其时。因为热敷可促进血液循环,加快关节功能的恢复。局部热敷时,最简便易行的方式是用柔软的全棉毛巾浸入热水后拧干,用腕部感受热度是否适中,以不烫为度,将毛巾包裹住治疗部位,每次持续 $15\sim20$ min;稍复杂或需要借用某些设备的热疗方法还有全身温泉浴、石蜡浴、红外线光疗等。半汤温泉含有硫酸盐等物质,具有消炎镇痛、促进全身血液循环、使进尿酸排泄的作用,同时还能愉悦心情,可谓"心身俱养"。石蜡对皮肤有滋润作用,并能促进骨的再生,有利于创面愈合。红外线光疗能改善局部血液循环,消肿止痛,降低肌张力,促进新陈代谢,有利于慢性炎症的消退等。而中药热敷需遵循医嘱执行。

总之,热敷是一种理疗方法,有其严格的适应证,应根据痛风的不同疾病阶段选择恰当的治疗方法。

误区 26

血尿酸不高的关节痛肯定不是痛风

解析：这种观点是错误的，错在将问题绝对化了。在临床上，的确有一部分痛风患者的血尿酸水平并不高，甚至从来没有高过。

有些患者可能有过这样的经历：以前从来不知道自己患有痛风，在一次关节疼痛后去医院检查，被要求检测尿酸，结果尿酸水平并不高，但是医生通过其他一系列检查后，依然诊断为痛风性关节炎。这时患者就会觉得很奇怪：如果是痛风，那血尿酸水平应该升高才是呀？而我的血尿酸水平在正常范围内，为什么也是痛风呢？

的确，血尿酸水平升高确实是痛风发作的一个很重要的因素，绝大多数痛风性关节炎患者的血尿酸水平超过正常范围，并且在痛风发作的当时，大部分患者的血尿酸水平仍然是很高的。只是，对于不同的患者，导致痛风发作的血尿酸阈值是不一样的，有些人的血尿酸水平高出正常值非常多才会诱发痛风，而有些人的血尿酸水平可能只需高出正常范围"一点点"，就能引起痛风性关节炎的急性发作。那么，在血尿酸升高诱发痛风性关节炎发作后，机体

的血尿酸水平又是如何变化的呢？由于人体本身其实是
一个近乎完美的自动调节系统，当痛风性关节炎急性发作
时，人体便会自动地视尿酸为"有害"的物质，调动一切可
以调动的力量，反馈性地增加尿酸的排泄，以求尽快消除
这种有害物质。因此，在患者因痛风性关节炎就诊而检测
血尿酸水平时，所测量的血尿酸水平往往比平时要低一
些，甚至有可能比未发作时低 100 μmol/L 以上。于是，那
些平时血尿酸水平只高出正常值"一点点"的患者，在此时
查血尿酸水平，可能会发现血尿酸数值落在正常范围内
了，这可能使得他们误以为自己的血尿酸水平是正常的。
殊不知，这种正常只是暂时的，一般在急性发作期过后，关
节疼痛完全缓解 2 周后复查血尿酸，会发现血尿酸水平又
恢复到了平日的高值。这也就是为什么医生往往会在急
性期后要求患者复查尿酸，主要是为了明确患者的基础尿
酸水平。

综上所述，血尿酸水平不高的关节痛也有可能是痛
风，实际上这个问题还衍生出另一个问题：血尿酸水平高
的关节痛肯定是痛风吗？答案当然也是否定的。因为在
临床上有一部分高尿酸血症的患者，即使其血尿酸水平已
经高出正常范围很久了，也没有发作过痛风。对这部分患
者的关节痛的鉴别诊断非常重要，尤其是对一些老年患者
更应万分小心，否则会造成误诊、漏诊。可见，痛风性关节
炎的诊断是非常复杂的，不能仅凭关节疼痛和血尿酸水平
升高来明确诊断为痛风。有时即使是专业的专科医师，用
尽所有的检查手段，对某些复杂的病例也无法做出确切的

诊断。所以,临床上有一种治疗叫作"诊断性治疗",如对疑为痛风的患者给予秋水仙碱口服,如果患者的关节痛能快速缓解,那么诊断痛风就会更有把握。

　　总之,痛风的诊断和鉴别诊断都是很复杂的,患者不能凭借一次血尿酸水平的高低就判断自己是否患有痛风,一定要相信专业医生的判断。

误区 27

高尿酸血症的"朋友圈"里只有
痛风一个好友

解析:这种观点是错误的。如果认为高尿酸血症只与痛风有关,那就太小瞧高尿酸血症的"高人气"了。高尿酸血症还与其他疾病的关系密切,其"朋友圈"中好友众多。以下为高尿酸血症的众多"好友":

一、痛风

痛风无疑是高尿酸血症"朋友圈"中最高端的"好友"。高尿酸血症是发生痛风的根本原因,虽然有些痛风患者的血尿酸水平正常,也有一些血尿酸水平高的患者未发作过痛风,但在绝大多数时候,血尿酸水平越高,痛风发作就越频繁。大量研究证实,血尿酸$\geq 600\ \mu mol/L$ 时痛风的发生率为 30.5%,而血尿酸$< 420\ \mu mol/L$ 时痛风的发生率仅为 0.6%;血尿酸$< 420\ \mu mol/L$ 时痛风发作的平均年龄为 55 岁,血尿酸$\geq 520\ \mu mol/L$ 时痛风发作的平均年龄为 39 岁。可见,血尿酸水平越高,痛风发作的年龄越小。

二、高血压

高尿酸血症与高血压在发病上相互影响、相互作用，形成恶性循环。有研究发现，血尿酸每增加 60 μmol/L，高血压发生的风险就增加 15%～23%。如果高血压对肾脏等造成了损伤，影响了尿酸的排泄，就会导致血尿酸水平升高。

三、糖尿病

糖尿病也是高尿酸血症的"好友"之一。有研究显示，随着血尿酸水平升高，2 型糖尿病的患病风险也会增加。国外甚至有研究发现，约有 25% 的糖尿病是由高尿酸所致。此外，血尿酸水平还与糖尿病并发症相关（如神经病变、视网膜病变、肾脏疾病、糖尿病足和血管病变）。

四、冠心病

冠心病也在高尿酸血症的"朋友圈"中。有研究显示，血尿酸水平每升高60 μmol/L，女性冠心病的病死率增加30%，男性增加 17%；而通过降尿酸治疗则可使心血管疾病减少 13%～29%。需要注意的是，血尿酸并非百无是处，如尿酸有抗氧化的功效，此对心血管疾病还是有一定好处的。血尿酸水平偏低可能会削弱其对机体的抗氧化保护作用;而血尿酸水平过高会加重机体氧化应激反应,损伤内皮功能,加速动脉粥样硬化的进展。有专家认为,尿酸超过 238 μmol/L 时,尿酸就会从抗氧化作用转向促氧化作用。

五、中风

高尿酸血症与中风也是"好朋友"的关系。高尿酸血症是中风的独立危险因素。已有大量研究证实,高尿酸血症可促进脑梗死的发生,增加脑梗死的死亡率和复发率。

六、肾脏损害

高尿酸水平与肾脏损害的关系十分密切,高尿酸血症可导致肾脏损害。有研究显示,如果血尿酸>392 μmol/L,发生慢性肾衰的风险男性增加 94%,女性增加 42%。而且,血尿酸每升高 60 μmol/L,发生急性肾衰的风险就会增加 74%。反过来,降尿酸药物对无症状的高尿酸血症患者的肾功能是有保护作用的。同时,如果肾功能受损,血尿酸排泄则会随之减少,血尿酸水平就会更高。

七、肾结石

有一类肾结石为尿酸性肾结石,和其他原因导致的肾结石一样,尿酸性肾结石常表现为腰痛和血尿,如果结石堵塞了输尿管,还会导致发热、少尿、无尿、肾积水、血肌酐升高等。

八、其他

还有很多疾病与高尿酸血症有关系。例如,有学者认为高尿酸血症本身就是代谢综合征的组分之一。我国台湾地区的相关研究显示,血尿酸水平超过 540 μmol/L 的人群罹患代谢综合征的概率是血尿酸水平低于 420 μmol/L 的个体的 5 倍。高尿酸血症与甲状腺功能不全也有关。相较于甲状腺功能正常者,甲亢和甲减患者痛风的发病率更高。高尿酸血症还与牛皮癣有关,但目前的证据还不足以证明牛皮癣是高尿酸血症的独立危险因素。另外,男性脱发也与高尿酸血症有关。

总之,高尿酸血症除与痛风关系密切外,还与其他许多疾病有关联,是许多疾病的"好友",万不可掉以轻心。

误区 **28**

高尿酸血症及痛风与高血压没关系

解析：这种观点是错误的。高尿酸血症及痛风与高血压的关系用"千丝万缕"来形容，一点也不为过。

首先，在发病上高血压与高尿酸血症相互影响、相互作用，形成恶性循环。大量的研究证实，高尿酸血症是高血压的独立危险因素。据统计，血尿酸每增加 $60\ \mu mol/L$，高血压发生的风险就增加 15％～23％。同时，血尿酸水平升高也会增大高血压患者心血管疾病和糖尿病的发生风险。反过来，高血压也会导致高尿酸血症及痛风的患病风险增大。既往已有一些相关研究对高血压患者中高尿酸血症的发病率做过报告，其中 2009 年，国内曾有过一项针对河南信阳地区农村高血压患者中高尿酸血症发生率的调查，结果显示高尿酸血症在高血压人群中的发生率为30％。2018 年，中国心血管健康联盟联合心血管分会共同发起了一项针对高血压患者中尿酸代谢异常的人群调查工作，发现高尿酸血症患者的高血压患病率已经大幅超过2009 年河南信阳地区的调查结果。另外，高血压也会增大痛风以及痛风急性发作的风险。如果高血压对肾脏等造成了损伤,影响了尿酸的排泄,也会导致血尿酸水平升高。

正是因为高尿酸与高血压在发病上相互影响、相互作用,所以临床上有许多高尿酸血症及痛风的患者同时患有高血压。如果在高血压基础上伴有尿酸代谢异常,则更会加重高血压对心、脑、肾等靶器官的损害。有很多研究证实,这种情况会进一步增加微量白蛋白尿及左室肥厚的发生率。还有学者研究发现,冠状动脉病变的严重程度也和血尿酸水平升高直接相关。所以,必须对这类患者进行综合管理,双管齐下,以减少或避免冠心病、脑卒中等临床心脑血管事件的发生。

其次,在治疗上部分降压药可通过抑制肾脏排泄尿酸而加重高尿酸血症,存在着相互"掣肘"的现象。最佳的药物当然要既能降低血压又能降低血尿酸。降尿酸药物如别嘌醇、非布司他等,或多或少都有一定的降低高尿酸血症患者血压的作用。而目前广泛使用的五大类降压药(钙离子拮抗剂、利尿剂、β受体阻滞剂、血管紧张素转换酶抑制剂和血管紧张素受体阻滞剂),对尿酸代谢的影响不尽相同。血管紧张素受体阻滞剂(angiotensin receptor blockers,ARB)中,氯沙坦的排尿酸能力是最强的,有助于降低高血压患者发生痛风的风险。因此,氯沙坦可作为高血压合并高尿酸血症的首选药物。不同的钙通道阻滞剂对血尿酸水平的影响也存在较大差异,如氨氯地平在降压的同时可以降低血尿酸水平,但长期口服硝苯地平可使血尿酸水平明显升高。几乎所有的利尿剂以及含有利尿剂的降压药都可引起血尿酸水平升高,但以髓袢利尿剂(如呋塞米)、噻嗪类利尿剂(如氢氯噻嗪)和吲达帕胺最为常见。这类药物会降低肾脏排泄尿酸的能力,大剂量或长期服用可使血尿酸水平升高。β受体阻滞剂中普萘洛尔升高尿酸水平作用较明显,尤其在与利尿剂合用时更为明显,而美托洛尔对血尿酸水平影响较小。血管紧张素转换酶抑制剂(angiotensin converting enzyme inhibitor, ACEI)对尿酸排泄没有影响。因此,对于高尿酸血症合并高血压的患者,建议降压药物应优先选择不影响或者能够降低血尿酸水平的降压药,如氯沙坦、氨氯地平等。

由此可见,高尿酸血症及痛风与高血压之间怎么可能没关系?简直是关系密切!

误区 29

高尿酸血症与糖尿病没什么关系

解析:这种观点是错误的。高尿酸血症与糖尿病之间关系匪浅,甚至可以说是"患难之交"。

一方面,若血尿酸水平过高,尿酸盐会析出并沉积下来。尿酸盐沉积于关节,则会导致痛风性关节炎;沉积于肾脏,则会导致痛风性肾病,甚至最终引发尿毒症;尿酸盐结晶刺激血管壁,会导致动脉粥样硬化,最终引发心脑血管疾病;尿酸盐沉积于胰岛,会导致胰岛 β 细胞功能受损,影响其分泌胰岛素的功能,并可诱发和加重胰岛素抵抗,进而引发糖代谢紊乱,最终导致糖尿病的发生。有研究显示,血尿酸每升高60 μmol/L,糖尿病发生的相对危险度就会增加 65%。还有研究显示,高尿酸血症也是预测 2 型糖尿病患者发生中风的重要指标。这就要求在治疗 2 型糖尿病的过程中,应积极控制血尿酸水平,这有利于保护胰岛功能、改善胰岛素抵抗、降低糖尿病肾病的风险、延缓糖尿病肾病的进展、减少肾脏病终点事件的发生等。

另一方面,2 型糖尿病患者也容易发生血尿酸水平升高,其高尿酸血症的发生率高于普通患者。有调查显示,糖尿病患者中有 25％合并有高尿酸血症。究其原因,可能与肾脏尿酸排泄功能异常有关。另外,高尿酸血症和 2 型糖尿病同属于代谢异常性疾病,生活方式不健康都在发病中起到重要的作用,尤其是它们还有一个共同的"冤家"——肥胖。肥胖本身就是 2 型糖尿病的诱发因素,肥胖可诱发胰岛素抵抗,而胰岛素抵抗可引起糖代谢和尿酸代谢异常,进而诱发高尿酸血症。这就是为什么在临床上 2 型糖尿病患者除了要控制血糖、血压、血脂和肥胖外,还应重视高尿酸血症的危害。

在药物治疗上,目前常用的降尿酸药物都不直接参与或影响糖代谢,一般对血糖的影响不大。但降糖药对血尿酸的影响就大多了。目前临床常用的降糖药物包括双胍类、磺脲类、α 糖苷酶抑制剂、二肽基肽酶-4(DDP-4)抑制剂、SGLT-2 抑制剂、GLP-1 受体激动剂、胰岛素与胰岛素类似物等,这些药物对体内尿酸的影响各不相同。α 糖苷酶抑制剂对尿酸的影响不大;DDP-4 抑制剂能够改善胰岛功能,减轻胰岛素抵抗,不会引起血尿酸升高,甚至还有一定的降低血尿酸的作用;磺脲类降糖药中除了格列喹酮对血尿酸水平的影响较小外,其余药物均可减少尿酸的排出而使血尿酸水平升高;噻唑烷二酮类的胰岛素增敏剂在临床上不仅具有降糖、降压、调脂的作用,还有降血尿酸水平的功效,原因应该是这类药物有改善胰岛素抵抗的作用;SGLT-2 抑制剂是一种新型的口服降糖药,除了降糖作用之外,还有降血尿酸水平的作用,有研究显示,该类药物可以降低 10％～15％的血尿酸;胰岛素可影响尿酸的排泄,使血尿酸水平升高;至于 GLP-1 受体激动剂对尿酸的影响,有研究发现,对血糖升高且合并高尿酸血症的患者应用艾塞那肽治疗,能够达到与别嘌醇相同的降尿酸效果。而对于双胍类药物对尿酸的影响,有人认为二甲双胍可通过抑制食欲实现减重和降低甘油三酯,增加胰岛素的敏感性,从而改善肾功能,促进血尿酸代谢,进而降低血尿酸水平;但也有人认为其可升高血尿酸水平,理由是双胍类可引起血乳酸生成增加,而乳酸可抑制肾小管对尿酸的排泄。但是,二甲双胍长期作为 2 型糖尿病治疗的一线用药,使用了超过半个世纪,其安全性是得到公认的。所以,即使是 2 型糖尿病合并高尿酸血症,该使用二甲双胍时还是应该使用。因此,对于合并糖尿病的高尿酸血症患者,在降糖药物的选择方面应尽可能选择对尿酸没有影响的药物。

综上所述,高尿酸血症与糖尿病之间关系复杂:在机制上尿酸代谢与糖代谢"生死相连";在临床上高尿酸血症与糖尿病密不可分;在治疗上选择药物要"相互关照"。

误区 30

高尿酸血症和高脂血症没什么关系

解析:一提到高尿酸血症,许多人的脑海中立即联想到其与痛风的关系密切。其实,高尿酸血症不仅能引起痛风,还大大增加了多种代谢相关疾病的发病风险,如高脂血症,二者往往相伴而生、相互影响。所以,认为高尿酸血症与高脂血症没什么关系的观点是不正确的。那么,高尿酸血症与高脂血症的相互关系究竟表现在哪几个方面呢?

首先,高尿酸血症对血脂有什么影响呢? 其实,早在1975 年就有学者证实了血尿酸水平与脂代谢紊乱相关。有研究显示,约53%的原发性高尿酸血症患者合并脂质代谢紊乱,其中以高甘油三酯血症最为常见,而且常伴有高密度脂蛋白降低、极低密度脂蛋白升高等。血尿酸水平每升高 60 μmoL/L,甘油三酯升高约 0.6 mmol/L,总胆固醇升高约 0.05 mmol/L。原因可能是高尿酸血症诱发和加重胰岛素抵抗,导致高胰岛素血症,升高的胰岛素会干扰脂质的正常代谢,从而导致高脂血症。同时,高尿酸血症还可影响低密度脂蛋白的氧化和过氧化,进一步影响脂质的"质量",从而更易发生动脉粥样硬化等。那么,高脂血症对尿酸的代谢有影响吗？到目前为止还没有确切的证据显示高脂血症是高尿酸血症或痛风的诱因，但研究显示，游离脂肪酸升高与尿酸水平升高及高尿酸血症发病率增加有关。

其次，药物治疗方面的影响主要是降脂药物对尿酸代谢有积极的影响，而降尿酸的药物对血脂代谢的影响不大。常用的降脂药物包括贝特类和他汀类。他汀类药物中的阿托伐他汀和辛伐他汀除了具有显著的降低胆固醇水平作用外，还具有较强的降尿酸作用，其中又以阿托伐他汀作用最为突出。阿托伐他汀能通过抑制肾小管对尿酸的重吸收而增加血尿酸排泄，进而起到降尿酸的作用。他汀类药物中的普伐他汀、瑞舒伐他汀等虽然也有一定的降尿酸作用，但非常微弱。而临床上主要用于降甘油三酯的贝特类降脂药，已被证实具有降低血尿酸水平的作用，其作用机制是通过肾脏旁路途径加强尿酸碎片化和增强对嘌呤的清除，从而促进尿酸排泄。因此，对于合并高脂血症的高尿酸血症患者，在降脂药物的选择方面，应尽量选择同时具有降低血尿酸水平作用的药物。

最后，高脂血症还是决定高尿酸血症治疗时机的重要因素之一。如前所述，并不是所有的高尿酸血症都需要治疗。《中国高尿酸血症与痛风诊疗指南（2019）》建议，无症状高尿酸血症患者只有在出现下列情况时才开始进行降尿酸药物治疗：(1)血尿酸水平≥540 μmol/L；(2)或血尿酸水平≥480 μmol/L且有下列合并症之一：高血压、脂代谢异常、糖尿病、肥胖、脑卒中、冠心病、心功能不全、尿酸性肾石病、肾功能损害（≥CKD2 期）。

另外，高脂血症还决定高尿酸血症的控制目标，如该指南建议对于无合并症的患者，血尿酸水平控制在＜420 μmol/L；对于伴有合并症的患者，建议血尿酸水平控制在＜360 μmol/L。

综上所述，高尿酸血症与高脂血症之间有着密切的关联。对于高尿酸血症的治疗，一定要牢记"综合治疗"理念，不可孤立地"只见树木，不见森林"。

误区 31

痛风就是痛风,怎么可能还有"假痛风"

解析:实际上,确实有一种疾病叫作"假痛风"(假性痛风)。这种病以老年患者为多,尤其是老年女性,这与痛风中男性占绝大多数有显著的差别。假性痛风发作时有疼痛剧烈、关节红肿、发热等症状,且这些症状也能自行缓解或消失。这些特点与痛风极为相似,故常被误诊。

其实,假性痛风只是该病的俗称,其学名叫作"焦磷酸钙沉积症",主要见于老年人,女性略多于男性。有调查显示,大于 85 岁的老年人中约有一半出现过假性痛风,但大部分人没有症状或症状轻微,只有少部分人的发作类似痛风。假性痛风的发作主要与核苷三磷酸焦磷酸水解酶过度激活、编码焦磷酸转运通道的辅助蛋白的基因(ANKH基因)突变有关。关节附近的软骨基质富含糖蛋白,而糖蛋白可促进焦磷酸钙的成核,并使之沉积在软骨细胞周围。可见,假性痛风是一种名叫焦磷酸钙的物质沉积所致的关节炎,并非由血尿酸水平升高致尿酸盐析出结晶引起的炎症性关节病。

除了上述致病物质不同外,真假痛风在其他许多方面也存在差异。首先，患病年龄不同：真痛风是由遗传基础加上不良的生活方式引起的，各年龄段的人群均可发病；而假性痛风多发生在 65 岁以上的人群，40 岁以下的人基本上不会患此病，可见二者的患病年龄层分布情况不一样。其次，发作部位有异：虽然二者的主要临床表现都是关节疼痛，但痛风患者第一次发作的部位绝大多数是大脚趾的第一跖趾关节；而假性痛风的关节症状则多发生在人体的膝关节部位。痛风急性发作时，患者基本上无法行走；而假性痛风的患者常常是在走路、爬楼梯时突然感觉到膝盖疼痛，脚踝部位也会受到一定的影响。再次，发病季节略有差异：假性痛风的关节症状发作常无明显的季节性；而痛风一般在冬季春节前后发作，尤以夏季发病较多。最后，辅助检查结果大相径庭：假性痛风患者的 X 线片主要表现为透明软骨的钙化和纤维软骨的钙化，抽出的关节液在偏振光显微镜下可发现焦磷酸二氢钙晶体；而痛风患者的 X 线片中，急性期可见关节周围水肿，慢性期则可见关节间隙狭窄，痛风石沉积，典型者骨质呈虫噬样改变或穿凿样缺损，增生硬化，在急性关节炎期行关节穿刺抽取关节液，在偏振光显微镜下可见关节液或白细胞中有负性双折光针状尿酸盐结晶，穿刺痛风石内容物也可发现同样的尿酸盐结晶。另外，假性痛风患者的血尿酸水平不高，而痛风患者的血尿酸水平绝大多数时候超出正常范围或曾经高过。

需要注意的是，痛风性关节炎与假性痛风虽然是两种性质完全不同的疾病，但这两种病变有可能出现在同一个患者身上,甚至并存于同一个关节。这种情况虽然比较极端,但并非不可能。明确诊断的依据主要为 X 线和偏振光显微镜检查发现两种疾病的特征性改变同时存在。

因此,大家应注意和警惕:有一种病叫作"假痛风",切莫真当痛风治。

误区 32

痛风性关节炎与类风湿性关节炎没什么区别

解析:这个认识是错误的。实际上,二者是完全不同的两种疾病,在致病原因、临床表现、治疗方法、疾病危害等方面都相差甚远,相似点并不多,只要稍加留意,就可以炳如观火、一目了然。

人们将痛风性关节炎与类风湿性关节炎混为一谈的原因,大概是这两种疾病的名称中都有一个"风"字。若单从"风"字来讲,也许是有些关联。其实,这类病名大多是西方医学传入我国时从外文翻译过来的,翻译时会从患者病症的实际情况出发,尽可能地做到概念清楚、判断准确、表达无误并兼顾语体差异等。由于中医学的起源和发展实际上是早于西方医学的,且中医学也是中国传统文化的一部分,对很多中医的术语或概念普通大众早已经耳熟能详,因此,当西方医学传入中国时,在翻译某些名称时自然而然地会以中医学的内容为载体。以"风湿病"这个名称的由来为例。众所周知,"风湿"是中医病名,那么何谓"风湿"?"病者一身尽疼,发热、日晡所剧者,此名风湿";"风湿相搏,骨节疼烦,掣痛,不得屈伸,近之则痛剧,汗出,短气,小便不利,恶风,不欲去衣,或身微肿者"。"风湿病"的英文名称为"rheumatism"。"rheum"为字根,即眼、鼻中的水状分泌物,这与中医的痰湿相近;"rheumatism"是指肌肉与关节的僵硬和炎性疼痛性疾病,这与上述"风湿相搏,骨节疼烦,掣痛,不得屈伸,近之则痛剧"非常相似。有人发现,第一个将 rheumatism 翻译为"风湿病"的是一个叫作本杰明·霍布森(Benjamin Hobson)的英国传教士,他曾在华行医 20 余载,著有《英华医学字释》字典,其中大量借鉴了中医学术语。今天所说的痛风(gout),在该字典中被翻译为"酒脚风",点明了酒为诱因,脚是疼痛的部位,而"风"就是指疾病发作的特点。因为中医学认为"风者,善行数变",起病毫无预警,发作得像风一样快。而今天称呼脑出血、脑梗死为"中风",也是基于同样的道理。

那么,类风湿性关节炎又是一种什么样的疾病呢?类风湿关节炎是一种以炎性滑膜炎为主的系统性疾病。致病原因未明,可能与遗传、感染、性激素等有关。特征:手、足小关节的多关节、对称性、侵袭性关节炎症,可以导致关节畸形及功能丧失。除了受累关节小而多(常多于 5 个关节)外,关节的疼痛呈游走性和晨起关节不灵活(医学上称之为"晨僵")也是其特征,这与痛风性关节炎有很大的区别。类风湿性关节炎可发生于任何年龄,高发年龄为 40～60 岁,但以女性好发,发病率为男性的 2～3 倍,这也与痛风很不一样。类风湿性关节炎患者的血清类风湿因子检查呈阳性;而痛风性关节炎患者需要检查的是血尿酸水平。类风湿性关节炎的病理改变主要有滑膜衬里细胞增生、间质大量炎性细胞浸润、微血管新生、血管翳形成，以及软骨和骨组织的破坏等，这与痛风完全不一样。在治疗上，类风湿性关节炎的药物治疗除非甾体抗炎药和糖皮质激素外，还包括抗风湿药、免疫抑制剂、免疫和生物制剂、植物药等。而治疗痛风的特效药——秋水仙碱对类风湿性关节炎肯定是无效的。另外，这两种病的预后也是大不相同的。

综上所述，痛风性关节炎与类风湿性关节炎是全然不同的两种疾病，患者一定要将其分得清清楚楚、明明白白，切勿"张公吃酒李公醉"，否则为害不浅。

误区 33

只有胖子才会得高尿酸血症及痛风

解析：这种观点是错误的。的确，在临床上高尿酸血症及痛风患者中以肥胖或者超重者居多，但这并不等于只有胖子才会得这种病，消瘦的高尿酸血症及痛风患者也是很常见的。如果认为自己的体重偏瘦或正常就一定不会得高尿酸血症及痛风，于是任性地大量食用高嘌呤食物，那么高尿酸血症及痛风迟早会"找上门来"。可见，这个误区的危害还是不小的。实际上，瘦子不仅也会得高尿酸血症及痛风，还有其特殊性，如发病年龄更轻、血尿酸水平更高、痛风石出现更早等。这又是为什么呢？

首先需要了解一下尿酸的调节途径和高尿酸血症及痛风发生的机制。如前所述，高尿酸血症是发生痛风的必要条件。人体中的血尿酸水平处于动态平衡，类似一个既有入水管又有出水管的大水池，只有在"出水"和"入水"都正常时，血尿酸水平才能保持正常。同理，生成、摄入嘌呤多了，也就是"入水"多了；或者肾脏或肠道排出的尿酸少了，也就是"出水"少了，都可能导致高尿酸血症。所以从发病机制来说，高尿酸血症的病因可分为尿酸生成过多、尿酸排泄不良,混合型(两种病因都有)三种。生成过多又包括摄入过多的富含嘌呤的食物,或者患上嘌呤产生过多的疾病,如银屑病、骨髓增生异常性疾病。可导致肾脏对尿酸排泄不良的原因包括慢性肾脏疾病、服用利尿剂、与尿酸排泄相关的基因突变等。大部分患者可能会认为,在这些致病因素中,生成过多特别是摄入嘌呤过多是高尿酸血症发病的主要原因,但事实上,导致尿酸排泄障碍的基因异常才是更主要的病因。也就是说,遗传才是影响血尿酸水平最重要的因素。那么,基因异常又是如何导致高尿酸血症的呢?

人体的肾小管上存在着多组尿酸重吸收或者分泌的转运子,如 GLUT9、URAT1、NPT1 和 ABCG2。其中,GLUT9、URAT1 主要控制肾小球中滤过的尿酸的重吸收,而 NPT1、ABCG2 则控制在肾小管、肠道上皮尿酸的主动排泄过程。许多患者编码这些转运子的基因出现变化,因此这些患者会比正常人更多地重吸收已滤过的尿酸,或者尿酸的主动排泄存在障碍,这些都会引起肾脏、肠道对尿酸的排泄不良,从而导致高尿酸血症及痛风。有研究显示,80%~90%的高尿酸血症患者属于尿酸排泄障碍这一类型,也就是说,大部分患者的高尿酸血症及痛风可能是与生俱来的,与健康人相比,也许他们从小时候开始,尿酸池的出水口便不通畅,导致血尿酸水平一直比健康人要高,于是发生痛风的年龄也较健康人要年轻很多。所以,在临床上才会看到相当多体型并不胖的痛风患者,他们平时饮食控制很严格,但血尿酸水平仍然很高,且很早便出现了痛风发作,因为他们的血尿酸代谢可能在出生时就已不正常,与其后天是否肥胖并无太大的关系。

但是,体型是否肥胖与高尿酸血症及痛风的发病是不是就没有关系了呢?当然还是有关系的。肥胖的高尿酸血症及痛风患者,通常伴随着高嘌呤饮食,当摄入的嘌呤含量明显超过排泄能力时,血尿酸水平也会持续升高,从而导致高尿酸血症。并且,如果患者本身已存在尿酸的排泄异常,这时候再摄入过多的嘌呤对这些患者来讲就是雪上加霜,会导致病情进一步加重,或者加速病情的进展,使痛风发作的年龄提前,或者使降尿酸的治疗更加困难。所以,控制饮食中嘌呤的含量、减轻体重仍然是高尿酸血症及痛风治疗中很重要的一个环节。

综上所述,高尿酸血症及痛风的发病更主要地取决于遗传因素,体型消瘦不代表不会得痛风,消瘦患者的发病反而可能来得更早、更严重,但肥胖一定会加重高尿酸血症及痛风的病情,所以,积极控制饮食、减轻体重也是治疗高尿酸血症及痛风所必需的手段。

误区 34

痛风与体重超重或肥胖没有关系

　　解析:这种观点是错误的。事实上,痛风跟超重或肥胖不仅关系匪浅,甚至可以说是"如胶似漆"。70％的痛风患者存在超重或肥胖的问题,并且随着体重的增加,痛风发生风险也显著增大。有研究显示,体重指数[体重指数(BMI)＝体重(kg)/身高(m)^2]每增加 1 kg/m^2,痛风发生的风险增加 18％;BMI 超过 27.5 kg/m^2 的人,痛风发生风险是 BMI 低于 20 kg/m^2 者的 16 倍,是 BMI 在 20～22.5 kg/m^2 者的 4 倍。另外,肥胖不仅是痛风的危险因素,还是痛风年轻化的高危因素。那么,痛风为什么特别青睐超重或肥胖的人呢?

　　首先,超重或肥胖可导致肝脏合成嘌呤增加而升高血尿酸水平。如前所述,超重或肥胖者普遍存在胰岛素抵抗,而胰岛素抵抗可增加肝脏的脂肪合成,导致嘌呤代谢紊乱,使血尿酸水平增高。同时,在胰岛素抵抗状态下,糖酵解的中间产物向尿酸合成的前体物质转移,也会导致血尿酸水平升高。另外,超重或肥胖者游离脂肪酸显著增加,会导致嘌呤从头合成系统亢进,进而引起血尿酸水平升高。

其次,超重或肥胖可导致肾脏尿酸排泄减少而升高血尿酸水平。超重或肥胖者的胰岛素抵抗可导致高胰岛素血症,而高胰岛素水平可刺激肾的近端小管增加对尿酸的重吸收,减少尿酸的清除,从而导致血尿酸水平升高。同时,长期超重或肥胖者,其脂肪的血流量增加的同时,肾脏的血流量会减少,这可减少尿酸从肾脏的排泄,从而使血尿酸水平升高。还有研究发现,超重或肥胖者的脂肪会分泌一些脂肪因子,如瘦素等,可直接抑制肾小管对尿酸的排泄,引起高尿酸血症。另外,超重或肥胖者常常合并非酒精性脂肪肝,肝脏的转氨酶升高,而肝功能异常会给痛风患者急性期使用消炎止痛药物及间歇期使用降尿酸药物带来极大挑战,致使许多尿酸已经升高的超重或肥胖者不能得到及时的降尿酸治疗。当血尿酸浓度超过了血尿酸的饱和浓度,尿酸就会析出,从而诱发或加重痛风,这也是超重或肥胖者痛风高发的原因之一。

既然体重增加可使血尿酸水平升高并诱发或加速痛风的发作,那么,减轻体重能不能降低血尿酸水平进而预防或减少痛风的发作呢? 答案是肯定的,减轻体重的确可以有效地降低血尿酸水平以及预防或减少痛风的急性发作。有研究显示,包括饮食控制合并或不合并体育运动、减重手术、服用二甲双胍等药物在内的减重干预,可使体重减轻,同时也可以相应地使血尿酸水平降低。

总而言之,痛风与超重或肥胖的关系十分密切,可谓

"焦不离孟，孟不离焦"。对于广大的痛风患者，在保持血尿酸在理想水平的同时，保持体重在理想范围内，同样是永恒不变的主题。

误区 35

痛风是男人得的病

解析:痛风的确更青睐男性同胞,可以说存在着明显的性别"歧视"。有研究显示,痛风在男性中的发病率是女性的 10～20 倍。一般来说,男性的痛风发病率在 30～40岁时开始升高,而老年男性,则更是痛风的主力军。与之相比,中青年女性同胞则很少发生痛风。这就给大家造成了一种假象,认为只有男性才会得痛风,女性就一定不会得痛风。这只是个假象,是个"美丽"的误会。

痛风更青睐男性是有原因的。首先,男性同胞大多不控制饮食,总喜欢呼朋唤友、推杯换盏、大快朵颐,饮食因素使男性同胞的血尿酸水平较女性同胞更高。其次,血尿酸水平升高诱发痛风的"门槛"在男女是不一样的。男性的血尿酸水平稍微升高"一点点",就有可能诱发痛风,而女性的血尿酸水平则需要升高相当的程度才有可能诱发痛风。最后是月经的影响,月经是女性特有的生理现象,是雌激素和孕激素的周期性变化结果。女性的血尿酸水平升高到接近诱发痛风发作时,月经就会及时来到,雌激素和孕激素都有加速尿酸排泄的功能,会及时地使升高的血尿酸水平降下来。日复一日,年复一年,女性的血尿酸始终处于较低水平,自然而然就不太容易发生痛风。那么,女性在绝经后,没有了月经这个"护身符",与男性相比,痛风的发病率又将如何呢?有研究显示,在60岁以上的人群中,女性痛风的发病率与男性相差无几。可见,女性痛风的发病率与年龄有着显著的相关性。女性在绝经前,由于体内有较高水平的雌激素与孕激素,因此高尿酸血症及痛风的发病率相对较低;但随着年龄的增长,雌激素与孕激素水平渐渐降低,其保护作用也渐渐消退,血尿酸水平便逐渐升高,痛风的发病率也就相应地明显增加。

如前所述,女性也会得痛风。那么,女性所得之痛风与男性所得之痛风在临床表现上有区别吗?其实是有的。痛风也有男女之别,主要表现在两个方面:一方面,受累关节有异,男性痛风发作的首发关节多为第一跖趾关节,而女性痛风却常发生于踝关节、膝关节,甚至是手腕关节、肘关节;另一方面,临床表现不同,男性痛风急性发作时经常表现为关节的红、肿、热、痛、活动受限等典型症状,而女性痛风急性发作时的症状却不这么典型,这也给临床医生正确诊断增加了难度。男女所得之痛风的共同点也很多,除了痛风本身的特点外,有几点是需要强调的:首先,痛风是一种多基因的遗传性疾病,遗传背景在痛风的发病中占有重要地位,若有痛风的家族史,即使是中青年女性,其发生痛风的风险和男性也是一样大的;其次,女性痛风患者同样易与肥胖、高血压、糖尿病、脂代谢紊乱等代谢性疾病纠缠在一起,这也与男性一样。如果女性同胞已经患有这些代谢异常疾病,则更要小心痛风。另外,治疗这些代谢异常疾病的某些药物会增大高尿酸血症及痛风的发病风险,如氢氯噻嗪,可用于降血压,但也有增大高尿酸血症及痛风发病风险的不良反应。

总之,女士们不要"暗自庆幸",千万不要误以为痛风就只有男性会得。如果不建立健康的生活方式,女性也很容易患上痛风。在疾病面前,男女也是平等的。

误区 36

青少年的痛风不需要也不能治

解析：这种说法肯定是不对的，会严重耽误痛风的治疗，后果不堪设想。

目前，痛风的发病年龄越来越小，在门诊，经常能看到10来岁的孩子由家长带过来治疗痛风。家长们通常很困惑："我们家的孩子年龄这么小，是不是就不用治疗了？而且孩子的肝肾功能这样脆弱，能不吃药就不要吃药了吧？"

青少年的痛风真的不需要治疗吗？答案当然是否定的，即使是青少年，只要得了痛风，也一定要治疗。痛风对身体造成的损害不会因年龄小就不发生，而在很小年龄就发生痛风的青少年，其血尿酸水平反而都是很高的。究其原因，或是因为存在家族遗传倾向；或是因为从小生活方式就很不健康，高热量饮食加上缺乏运动，导致体型肥胖；或是两者兼而有之。如果不进行及时而有效的治疗，高浓度的尿酸会导致患者的痛风反复发作，经久不愈，甚至很早便出现痛风石、痛风性肾病。而且，由生活方式不健康所导致的痛风，除了很高的血尿酸水平外，通常还合并其他的代谢紊乱，如高血压、高脂血症、脂肪肝等，甚至可出现早发 2 型糖尿病。即使目前暂时还未发生代谢异常,但这些得过痛风的青少年,在进入成年期后出现 2 型糖尿病、高血压、冠心病、脑卒中等心脑血管疾病的风险,也要远远高于与他们同龄的人群。

其次,青少年的痛风可以治疗吗?答案当然是肯定的。对痛风的治疗,并不只有传统意义上的药物治疗,对于青少年痛风患者,更应该强调生活方式干预和重塑,积极地进行以全家为单位的痛风相关宣教,指导低嘌呤饮食及运动方式。对于已出现肥胖或超重的青少年,应进行积极的体重干预,指导他们科学地减重。对于痛风急性发作的患者,也可以根据年龄选择合适的抗炎止痛药物,控制急性期的症状,避免用药不当导致肝肾功能损害。对于反复痛风发作、生活方式干预治疗效果不佳的患者,也可以选择积极的降尿酸药物治疗,将血尿酸水平控制在目标值范围内,只有这样才能尽可能地减少痛风性关节炎的急性发作,避免过高的血尿酸水平对全身造成影响。很多家长认为,降尿酸药物对肝肾功能有影响,所以青少年不可使用药物治疗。实际上,有些降尿酸药物(如别嘌醇)在医生的指导下也是可以安全地用于青少年患者的。

综上所述,青少年的痛风不但可以治疗,更强调早期、积极的治疗。一方面,应减轻急性痛风发作对患者生活质量的严重影响,避免长期的高尿酸血症引起其他痛风石、痛风肾等相关疾患。另一方面,应及时纠正其他的代谢紊乱,避免青少年患者成为 2 型糖尿病、高血压、冠心病以及脑卒中的重要"后备军"。

误区 37

高尿酸血症及痛风是不会遗传的

解析:很多人认为自己的父母有高尿酸血症或痛风,是因为他们的生活方式不健康,自己只要建立健康的生活方式就不可能得高尿酸血症及痛风,因为高尿酸血症及痛风是不会遗传的。其实,这种观点是错误的,高尿酸血症及痛风是有遗传性的。

众所周知,人类的遗传是由基因"把控"的。父母的遗传信息由染色体携带传递给下一代。人类的 23 对染色体上大约有 5 万对基因。在这么多的基因中,难免会出现几个有缺陷的"坏分子",只是在受孕时,父母一方的某个有缺陷的基因往往被另一方的正常基因所掩盖,于是缺陷基因所携带的遗传信息就得不到表现的机会。只有当父母双方携带同样的缺陷基因时,缺陷基因所携带的遗传信息才不会被掩盖,而这个孩子就会患上遗传病。有时候,这个有缺陷的"坏分子"的破坏力极强,凭其"一己之力"就能使人得病,这种遗传病叫作单基因遗传病;而有的遗传病需要很多个有缺陷的"坏分子"凑在一起,还要在合适的条件下才能发病,这种遗传病叫作多基因遗传病。可见,多基因遗传病是由两对及以上致病基因的累积效应所致的遗传病,其遗传效应较多地受环境因素的影响。也就是说,与单基因遗传病不同,多基因遗传病不只由遗传因素决定,而是遗传因素与环境因素共同起作用时才会发病。与环境因素相比,遗传因素所起的作用大小叫作遗传度,用百分数表示。例如,精神病的遗传度为 80%,说明遗传因素起了很大的作用,而环境因素所起的作用则相对较小;常见的高血压的遗传度为 40%,说明环境因素所起的作用超过遗传因素。

高尿酸血症及痛风是遗传因素和环境因素共同作用的多基因相关性疾病,具有一定的家族聚集患病现象。有研究显示,双胞胎中高尿酸血症的遗传可能性为 45%～73%;普通人群中血尿酸水平遗传的可能性为 27%～41%;痛风遗传的可能性约为 30%,10%～20% 的痛风患者其家族中上一代曾患过痛风。近年来,通过遗传关联分析,已经发现了 30 多个与尿酸代谢异常相关的易感基因。

除了遗传因素外,与高尿酸血症及痛风相关的环境因素又是什么呢? 大量研究显示,其环境因素多与"吃"有关,如摄入过多的肉食、甜品、酒精等。以肉食为例,肉类食物中的嘌呤含量高,代谢后就会转化为尿酸,当生成的尿酸超出了人体的生理代谢和排泄能力时,就会发生高尿酸血症及痛风。其他环境因素还包括超重与肥胖、运动太少、熬夜太多、压力太大等。也许有人会怀疑压力太大与高尿酸血症及痛风的关系,实际上,压力过大已经成为诱发年轻人发生痛风的主要因素之一。那么,对于高尿酸血症及痛风来说,遗传因素与环境因素何者起的作用更大呢？有研究显示,内在遗传因素与外在环境因素二者所占比例约 55％：45％,尤其是痛风,其发生与环境因素的关系更为密切些。

综上所述,高尿酸血症及痛风是有遗传性的,不过它是多基因遗传病,并非上代有此病,下代或隔代就必然发病,是否发病还取决于外界环境因素。

误区 38

痛风或高尿酸血症是完全可以治愈的

解析：有很多患者以为，血尿酸水平已经正常了，痛风也很久没有发作了，意味着高尿酸血症及痛风已经完全治愈了！其实，这种观点是不准确的。

关于治愈的标准，其实是一个很复杂的问题，不同的疾病在临床上有不同的治愈标准。有些疾病经过有效的治疗后将永不再犯，如阑尾炎，经手术切除阑尾后就再也不会得了，这是一种治愈；而绝大多数疾病若想实现治疗后不再犯则是有条件的，如果以前导致疾病发生的条件并未消除，则这次的所谓"治愈"可能只是一种临床治愈。在治愈的前面加上"临床"二字，就意味着目前病情缓解的程度是现阶段所能够达到的最高治疗水平，今后如何发展，取决于是否存在有诱发疾病再次发生的条件。如果血尿酸水平正常且痛风很久没有发作了算是治愈，那么这种治愈就只能算作一种临床治愈。

通俗地讲，高尿酸血症就是指血尿酸水平超出正常范围，而血尿酸浓度超过饱和度，就会导致尿酸盐结晶析出，沉积在关节、骨头、肾脏中，从而导致痛风发作。所谓的高尿酸血症及痛风的临床治愈，就是指通过药物干预，血尿酸长时间稳定地达标，痛风发作越来越少，直至不发作。这种情况下，患者已经达到临床治愈，那么降尿酸的药物能不能停？如果不能停，能不能减量？回答这些问题前，要先问问患者："您的体重是理想体重吗？生活方式健康吗？饮食科学吗？"如果患者的答案是否定的，那么想治愈高尿酸血症或痛风只能是一个美好的愿望而已。

为什么要关注这些问题呢？如前所述，高尿酸血症及痛风好发于超重或肥胖患者，有7成的痛风患者体重超重15%以上，减重则可以明显地降低血尿酸水平，甚至能够使血尿酸水平低于达标水准。有数据表明，超重或肥胖的痛风患者通过饮食控制调理，体重每降低4千克，其血尿酸水平可下降大约 $50 \mu mol/L$。另外，健康的生活方式也很重要，要保持饮食和作息规律，避免突然受凉和剧烈运动，这些都是导致痛风发作的诱因；还要养成科学的饮食习惯，如限制高嘌呤饮食、少吃辛辣刺激食物和高果糖水果、禁烟限酒、多吃蔬菜等；经常而规律地从事适宜的有氧运动；等等。如果做不到这些，血尿酸水平迟早会再升上去，痛风将会再次发作。所以，不要问高尿酸血症及痛风能否治愈，要先问问自己是否能做到保持理想体重、建立良好的生活方式、坚持科学的饮食习惯等。

"知错能改，善莫大焉"，迷途知返是勇者，亡羊补牢犹未晚。只要改变以往的种种不健康、不科学、不合理的行为和认知，改善并优化自身的体质，让机体逐渐恢复到良性的运转状态中来，才有可能治愈高尿酸血症和痛风。

误区 **39**

既然痛风不能根治，那就无所谓治疗是否规范了

解析：这种观点要不得。目前，痛风和糖尿病、高血压一样是无法根治的，属于终身性疾病，但有效的治疗可以避免相关并发症的发生。如果放任病情发展，则最终会引发严重痛风性关节炎及肾衰竭，患者的生活质量会大大下降，到时后悔也来不及了。因此，接受规范而正确的治疗是必不可少的。

痛风的规范化治疗一般包括以下三个方面：

（1）生活方式的干预。保持愉快的心情规律的生活，肥胖者要控制体重，选择中等强度的有氧运动，避免受凉、劳累、感染等各种诱发因素等。

（2）饮食管理。控制饮食总热量，戒烟戒酒，避免浓汤、动物内脏、贝壳类等嘌呤含量高的食物，多饮水，避免各种含糖饮料等。

（3）规范化降尿酸治疗。患者要严格按照医生的处方正确服用药物，包括正确的药物、正确的剂量、正确的用法等。每个人的情况不同，用药的种类、剂量、时间都会有所

差异。医生会根据血尿酸水平升高的原因及肝肾功能等情况，权衡利弊，选择合适的治疗方案，使血尿酸水平平稳地下降，避免药物的不良反应，同时减少"二次痛风"的发生。

高尿酸血症及痛风临床病程的经典分期包括四个阶段：无症状高尿酸血症、急性痛风性关节炎、间歇期、慢性痛风石及慢性关节炎期。那么，如果没有进行规范化治疗，将会出现哪些危害呢？大致会出现以下几种情况：

（1）在急性期，即痛风性关节炎期，尿酸盐结晶如果未被有效清除，则会在关节腔、皮下组织及内脏器官内大量沉积下来，可导致：一方面，痛风急性发作将频繁发生；另一方面，会形成大小不等的痛风石。痛风石表面皮肤菲薄，易破溃，一旦破溃将经久不愈，影响美观和关节功能。

（2）尿酸盐反复刺激，使炎症转变为慢性，引起关节骨质破坏缺损，关节周围组织纤维化，导致关节僵硬畸形，严重影响日常活动。

（3）高尿酸引起肾脏病变，主要表现为急性肾功能衰竭、痛风性肾病、泌尿系结石等。究其原因：

①血中尿酸过高，大量尿酸从肾脏排泄时，尿酸盐结晶在肾小管、集合管、肾盂、下尿路快速沉积，可阻塞肾单位，引起急性肾功能衰竭。

②尿酸盐结晶长期沉积于肾脏，可引起肾脏的间质纤维化、肾小管萎缩、肾小球硬化等，进而导致痛风性肾病。该病起病隐匿，进展缓慢，疾病中期会出现血压升高、腰背酸软、低蛋白血症、轻度水肿等，但血中反映肾功能的指

标,如尿素氮、血肌酐等并未明显升高。如进一步发展,血中尿素氮、血肌酐等指标会进行性升高,最终发展成尿毒症、肾衰竭。

③尿酸盐的溶解度小于其他盐类,本身极易在肾脏内形成结石,引起肾内或肾后性梗阻,以及继发感染、纤维增生等,最终引起肾衰竭。

由此可见,即便痛风目前还不能根治,但也不意味着规范化治疗是无关紧要的。控制痛风急性发作、延缓病情进展、提高生活质量等,这些通过规范而正确的治疗是完全可以实现的。

误区 40

痛风痛时治疗, 不痛时无须治疗

解析:这种观点是错误的,且危害极大。很多患者发展至慢性痛风性关节炎甚至身体残废,究其原因,很多案例是由这种观点所造成的。

经历过痛风发作的患者都知道,痛风发作时的痛感噬骨钻心、撕心裂肺、痛不欲生,甚至会让人痛得发"疯"。所以,大多数患者在疼痛发作时会积极地就医服药,寻求疼痛的快速缓解和消除。但是,一旦疼痛缓解,绝大多数患者马上"好了伤疤忘了疼",误以为病已经"好"了,该吃的药也不会再吃了,更不会反思此次痛风发作的原因是什么,生活一切照旧,大块吃肉,大口喝酒,人生好不快乐!可是好景不长,疼痛旋即再次袭来,重复着上次的噬骨钻心、撕心裂肺、痛不欲生;待到疼痛再次平息后,又再一次"万事大吉、天下太平";如此周而复始,反复往来。久而久之,疼痛发作的次数越来越频繁,程度越来越重,持续的时间越来越长,服用的药物也越来越多。直至最后,悔之晚矣!事实上,在痛风急性发作期,主要的治疗目的是清除炎症,缓解疼痛,这是必不可少的。但是,急性期的治疗实际上治标不治本,因为导致痛风发作的根本原因是长期高尿酸血症引起尿酸盐结晶在关节腔沉积,进而在饮酒、高嘌呤饮食、剧烈运动等各种诱因作用下关节发生红、肿、热、痛。所以,对痛风的治疗除了急性期消炎止痛外,更重要的是间歇期的长期维持治疗。

为了预防痛风的再次发作,在痛风疼痛缓解后坚持降尿酸治疗是至关重要的。一般主张逐步降低痛风患者的血尿酸水平,要求把血尿酸水平降到 360 $\mu mol/L$ 以下。如果已经出现痛风石,或痛风发作频繁,则需要更严格地把尿酸降到 300 $\mu mol/L$ 以下。只有使血尿酸长期维持达标水平,彻底溶解关节腔中的尿酸盐结晶,才能从根本上防止痛风再次来袭,才能实现痛风终身不再发作,甚至还能降低心脑血管疾病的发生风险。

那么,需要规范化治疗多长时间才可以达到这个目标呢?规范化治疗时间因人而异! 大部分患者规律用药 3～5 年,痛风石就可以全部溶解。但是,由于导致痛风发作的诱因很多,如饮酒、高嘌呤饮食、熬夜、劳累、进食高果糖饮料等,而且在寒冷、缺氧等状态下,血液中的尿酸盐更容易结晶沉淀,从而诱发痛风发作,因此在规范用药的同时,尤其要避免这些诱发因素,长期坚持良好的生活方式至关重要。

综上所述,痛风疼痛时需要治疗,不痛时更需要规范化治疗!

误区 41

痛风发作时能忍则忍，实在痛到
受不了再吃止痛药

解析:《论语》有云:"小不忍则乱大谋。"忍耐被视作中国人的传统美德之一。所以,大多数人遇事的第一反应就是能忍则忍。临床上也经常碰到这样的患者:"医生,我关节痛已经有 1 个月了,前面只是轻微疼痛,我就忍着,实在忍不了了,一动就痛,夜不能眠,我才吃了止痛药,可是一直没见好,我该怎么办呀?"可见,忍是解决不了问题的。那么,痛风急性发作时究竟应该"忍无可忍"时才吃止痛药,还是在有发作征兆时就服药以"防微杜渐"呢? 其实,一味忍耐完全没有必要,只会延误治疗,加重病情。

患者在痛风发作早期,只是感觉关节酸胀,轻微疼痛,尚不影响活动和睡眠,多数患者觉得忍一忍可能就会好了,实际上不是这样的。痛风急性发作早期阶段只是炎症反应的"前戏",随着病情的发展,大量炎症因子会"爆发性"地释放出来,诱发严重的炎症反应进而导致关节剧烈的红、肿、热、痛,活动受限,严重者还会出现全身发热。痛风发作的严重程度通常在 12～24 小时内达到高峰。如果不一味忍耐,在发作早期就立即开始治疗,最好是在症状发作后的几个小时内就开始治疗,则能最大限度地抑制甚至是阻止大量炎症因子的释放,将炎症反应遏止在早期阶段或"扼杀在摇篮中",这样一来完全有可能避免痛风大发作。

还有一部分患者之所以"一忍再忍",是因为担心止痛药物的毒副作用,相信"是药三分毒",能不用药就不用药。事实上,在医生指导下合理使用消炎止痛药是非常安全的,而且药物越早使用,效果就越好,用药的持续时间就越短,药物使用的总剂量就越小,所带来的不良反应也就越小。相反,如果药物越晚使用,止痛效果就会越差,用药的持续时间就越长,药物使用的总剂量就越大,所带来的不良反应也会越大,绝对是得不偿失的。这就是为什么强烈主张在症状出现后的 12～36 小时内开始治疗,此时大多数患者只需要进行 5～7 日的消炎止痛治疗。如果患者在症状出现 4～5 日后才开始治疗,就有可能需要进行持续数周的消炎止痛治疗病情才能完全缓解。

所以,痛风发作时的止痛治疗趁早不趁晚,千万不要以为忍一时就能风平浪静。忍只会"姑息养奸""养虎为患"。

误区 42

尿酸降得越低越好

解析：高尿酸血症不仅是痛风发作的"罪魁祸首"，还是尿酸性肾结石、尿酸性肾病、肾衰竭等的致病因素。另外，高尿酸血症还是高血压、糖尿病、心血管疾病、脑卒中的独立危险因素，所以降尿酸治疗是非常重要的。那么，血尿酸水平是不是降得越低越好呢？答案当然是否定的。

事实上，尿酸并非"一无是处"，其也是有生理作用的，维持正常浓度的尿酸对身体是有好处的。血尿酸水平升高其实是人类进化的结果，大多数哺乳动物的血尿酸水平约为 60 μmol/L，而人类与其他灵长类动物的血尿酸水平一般是 240～360 μmol/L。人类的祖先拥有一种酶，叫作尿酸氧化酶，尿酸氧化酶可以将尿酸分解为更小分子、溶解度更高、更易经尿液排出体外的代谢产物（尿囊素），从而降低尿酸水平。但是在进化过程中，尿酸氧化酶基因发生突变，人类逐渐缺乏这种尿酸氧化酶，使得血尿酸水平逐渐升高，从而给人类带来了生存方面的优势：升高血压，帮助由爬行转变为直立行走的人类增加脑部供血；抗氧化，保护 DNA 以及减少氧化应激反应的损害；刺激神经，提高人类的智力和反应速度。越来越多的研究证实尿酸具有清除氧自由基、抗氧化的作用,可以防止细胞溶解凋亡,延长生存期,延缓器官退行性病变,维持机体的免疫防御能力。这也可能是人类更为长寿以及罹患与老化相关性肿瘤较少的原因之一。反之,如果机体长期处于低尿酸的状态,则帕金森病、阿尔茨海默病等疾病的发生风险也会增大。而且尿酸降得太快太低,还会导致尿酸的排泄猛增,容易导致泌尿系结石,甚至会因尿酸盐结晶阻塞肾小管而发生急性梗阻性肾病,甚至肾衰竭。由此可见,尿酸并不是降得越低越快越好。

那么,血尿酸究竟应该控制在什么水平呢?答案是具体问题具体分析,视情况而定。一般分为以下几种情况:

(1)单纯的无症状高尿酸血症者:其血尿酸水平控制在低于 420 μmol/L 即可。

(2)高尿酸血症且伴有以下合并症之一:高血压、脂代谢异常、糖尿病、肥胖、脑卒中、冠心病、心功能不全、尿酸性肾石病、肾功能损害(≥CKD2 期),即使痛风未发作过,血尿酸水平也应控制在 360 μmol/L 以下。

(3)发作过痛风的患者:血尿酸水平建议控制在 360 μmol/L以下。

(4)发作过痛风,且伴有以下情况之一:痛风发作次数≥2 次/年、痛风石、慢性痛风性关节炎、肾结石、慢性肾脏疾病、高血压、糖尿病、血脂异常、脑卒中、缺血性心脏病、心力衰竭和发病年龄<40 岁等,则应该将血尿酸水平控制在 300 μmol/L 以下。

但是,必须注意的是,所有的患者,无论是否发作过痛风,无论是否存在并发症和合并症,一般不建议将血尿酸水平控制在 180 μmol/L 以下。

总之,凡事过犹不及,降尿酸治疗是必不可少的,但血尿酸水平也不是降得越低越好。广大患者应根据不同的病情,将血尿酸水平控制在适合自己的水平,既不能高,也不要过低。

误区 43

尿酸降至正常后就可以停药

解析:这种认识是极其错误的,也是危害极大的认识误区之一,不仅危害大,持这种观点的人还甚为普遍。

许多患者每当其血尿酸水平刚降至正常,就自认为病已经好了,痛风再也不会发作了,遂自行停药不再就诊,早已忘记医生让其定期复查的嘱托,直至下次痛风发作、疼痛难忍时才再次就诊。如此周而复始、循环往复,最后,痛风的各种并发症如雨后春笋般相继出现,才悔之晚矣,令人扼腕叹息。那么,这种认识究竟错在哪儿呢?

首先,血尿酸水平正常并不等于血尿酸达标。如前所述,尿酸的控制目标因人而异,有的患者控制在 420 μmol/L 以下即可;有的应控制在 360 μmol/L 以下;有的甚至要控制在 300 μmol/L 以下。可见,血尿酸的控制目标不只有一条"红线",要具体情况具体分析,不能"一刀切"。

其次,即使血尿酸达标了,也是不能随意停药的。痛风发作的机制主要是长期的高尿酸血症导致血尿酸浓度超过其在血中的饱和度(血尿酸>420 μmol/L),尿酸盐析出形成晶体,并在关节腔内外组织中广泛沉积。这些尿酸盐晶体被关节腔中的巨噬细胞所吞噬，从而诱发关节局部的急性炎症反应，导致痛风发作。因此，痛风治疗的根本措施应该是彻底溶解和清除尿酸盐晶体。即使尿酸达标后，尿酸盐结晶不再析出，但是已经形成的尿酸盐晶体的溶解也需要长达数年的时间。话说回来，降尿酸治疗过程中血尿酸浓度的波动导致尿酸盐结晶反复沉积，其实是"常态"，是一种普遍现象。所以，即使血尿酸控制达标，也不能立即停药。如果血尿酸水平降至正常就立即停药，一方面无法溶解尿酸盐晶体，另一方面还可能诱发痛风再次发作。

那么，正确的做法又是什么呢？答案是要极力提倡长期乃至终身治疗的理念，要自始至终关注血尿酸水平及其影响因素，终身将其控制于理想范围内，彻底溶解尿酸盐晶体并防止新的尿酸盐晶体析出、沉积，才能从根本上防止痛风再次发作。倘若小剂量药物能够使血尿酸水平长期维持正常且没有痛风石的证据，则可在生活方式的干预下，尝试短期停用药物治疗，但是一旦发现血尿酸水平有任何"风吹草动"，则要立即给予药物治疗。这就是为什么医生总是敦促高尿酸血症及痛风患者定期监测血尿酸水平。

总之，血尿酸水平降至正常只是痛风治疗万里长征的第一步，后面的治疗绝非坦途，更应如履薄冰，非小心谨慎不能应对。

误区 44

只要血尿酸水平升高了,就一定要用药物进行降尿酸治疗

解析:这种观点不全对,因为对于那些从没有发作过痛风,而仅表现为血尿酸水平增高的患者,目前并不主张使用药物进行降尿酸治疗。

医生常把那些没有痛风病史,只表现为血尿酸水平增高者称为"无症状性高尿酸血症患者"。随着健康体检越来越普及,越来越多的人被诊断为高尿酸血症,但其中绝大多数属于无症状性高尿酸血症患者。现实中已经有很多无症状性高尿酸血症患者在应用降尿酸药物治疗。其实,没有证据显示对这部分患者积极进行降尿酸药物治疗有额外的好处,所以,积极的药物治疗并不是必要的。

虽说血尿酸水平越高,痛风的发生风险也会"水涨船高",但是,一方面90%以上的高尿酸血症患者并不一定会发生痛风;另一方面,即使用降尿酸药物降低了患者的血尿酸水平,也不一定能降低痛风、慢性肾病与心血管病的发病风险。这种现象虽令人难以理解,但目前的事实确实是这样的,所以,很多国家的相关指南并不建议对此类患

者应用降尿酸药物。

那么，这部分患者是不是从此就高枕无忧而不用管了呢？答案肯定是否定的。不使用药物治疗并不意味着不用治疗，一些非药物治疗手段还是积极提倡的。其中，生活方式干预最受推崇，因为积极有效的生活方式干预可以一箭双雕，不仅能降低血尿酸水平，还能促进其他心血管病危险因素的改善。这些心血管病危险因素包括高血脂、高血糖、高血压、肥胖等，这些危险因素与高尿酸往往同时存在、狼狈为奸。生活方式干预的内容有很多，不仅包括常说的"管住嘴、迈开腿"，还包括多饮水、戒烟酒、调整饮食结构、保持理想体重等。另外，也要避免使用会升高血尿酸水平的药物，有些常用的降压药和降糖药会使血尿酸水平升高，不到万不得已，最好不要使用这些药物。

最后，一定要牢记：尿酸升高的原因千万条，不健康的生活习惯第一条。如果发现血尿酸水平增高，但还没有发作过痛风，请不要急于使用药物来降尿酸。最明智的做法是从导致尿酸升高的第一条原因出发：调整饮食结构、增加运动量、减轻体重、戒掉烟酒等，这些措施是降低血尿酸水平，控制其他心血管病危险因素的安全、有效、便宜的办法。

误区 45

所有的降尿酸药患者都
可以无选择地使用

解析：这种观点是错误的。俗话说：用药如用兵。如果高尿酸血症患者不加选择地随意使用某种降尿酸药物，则如同打仗时让炮兵去开飞机，让航空兵去驾驶舰艇，结果可想而知。

为什么不能无选择地使用降尿酸药物呢？一方面，每位患者血尿酸水平增高的原因不尽相同，有些是因为尿酸生成过多，有些是因为尿酸排泄障碍，还有一部分既有生成过多又有排泄障碍，导致尿酸升高的原因不同，则适宜的降尿酸药物肯定也不同。另一方面，降尿酸药物或多或少都会有一些不良反应，患者能不能承受得住，会不会因为这些不良反应导致额外的、更严重的并发症？所以，在使用降尿酸药物前，医生一定会全面评估，如患者的肝肾功能如何、有无泌尿系结石、有无合并心脑血管疾病等，权衡利弊，做出最好的选择。如果对肾功能不好的患者足量使用别嘌醇降尿酸治疗，则其肾脏迟早会出现问题。

那么，在临床上应该怎样选择降尿酸药物呢？降尿酸药物分为两类：一类为抑制尿酸生成药，适用于由尿酸生成增多所致的高尿酸血症；另一类为促进尿酸排泄药，适用于由尿酸排泄障碍所致的尿酸升高。国内常用的抑制尿酸生成药物有别嘌醇和非布司他，促进尿酸排泄药物有苯溴马隆和丙磺舒。当然，还有一些特殊机制的降尿酸药，如尿酸氧化酶制剂（包括拉布立酶和普瑞凯希）和新型降尿酸药物 RDEA594（lesinurad）等，但这类药物目前在国内还未上市。如果单一、足量使用某种降尿酸药物不能使血尿酸达标，也可以联合使用不同机制的降尿酸药物。另外，有些药物虽具有一定的降尿酸作用，但其主要功效是降低血压或调节血脂紊乱等，如治疗高血压的氯沙坦、治疗高甘油三酯血症的非诺贝特，这两种药均有一定的降尿酸作用。因此，临床上若高血压或血脂异常的患者合并高尿酸血症，在选择降压药物或降脂药物时，可优先选择这类药物。

除了根据高尿酸血症的病因选择降尿酸药物的种类外，还有哪些需要注意的呢？需要特别注意的就是药物的不良反应，否则就会因小失大，甚至付出生命的代价。使用别嘌醇时，要特别注意该药物引起的严重超敏反应，包括重症多形红斑、大疱性表皮松解症、剥脱性皮炎等。因此使用该药物时，最好先检测患者有无携带高风险基因（HLA-B * 5801），如果患者携带该基因，就不能使用这种药；另外，别嘌醇还可能引起肝功能异常、血细胞减少等，使用前及使用过程中要定期检测相关指标，该停用时要及时停用。使用非布司他时，要重点关注心血管方面的危险因素以及对肝功能的影响,如果患者本身有心血管系统方面的问题,可能不适合应用该药。选择苯溴马隆时,医生会根据患者的肾功能分期、肾脏有无结石等情况来决定是否继续使用,或调整药物的剂量。在患者服用苯溴马隆的过程中,医生会嘱咐患者多饮水,保持每日尿量在 2000 mL以上,还要碱化尿液并将尿液的 pH 值保持在 6.2~6.9。

由此可见,选择药物是医生的专长,需要专业技术水平,不像有些患者所想象的那么简单。广大患者切勿自行用药,以身试险。

误区 **46**

用激素治痛风百害而无一利

解析:如果这么看待激素在痛风治疗中的作用,那激素就比窦娥还"冤"了。激素的确有很多不良反应,如体重增加、骨质疏松或骨股头坏死、消化道溃疡、白内障、血糖升高、血压升高等,但这些不良反应绝大多数是由使用不当造成的。如果能在医生的指导下正确使用激素,则多可立起沉疴,效如桴鼓。

这里所说的激素是指糖皮质激素,平常比较常用的强的松、地塞米松等就属于这类药物。激素在临床上应用十分广泛,不仅可用于治疗痛风,其在炎症、肿瘤、创伤、感染等各种急危重症治疗中的地位也十分重要。那么,糖皮质激素在痛风发作中的地位如何呢? 可以说是"不可或缺"。目前,欧美指南多推荐糖皮质激素作为一线抗炎止痛药,我国为避免激素的滥用,将糖皮质激素推荐为二线止痛药。与秋水仙碱和非甾体类抗炎药相比,糖皮质激素在一些特殊情况下有着明显的优势:

(1)有些患者对秋水仙碱和非甾体类抗炎药不耐受或者使用效果欠佳,此时使用糖皮质激素可能会起到很好的镇痛效果。

（2）痛风急性发作同时累及多个关节时，使用糖皮质激素的镇痛效果要显著优于秋水仙碱和非甾体类抗炎药。

（3）若患者痛风急性发作但又伴有肾功能不全，就不能使用秋水仙碱或非甾体类抗炎药，此时只能选择糖皮质激素消炎止痛。

上述三种情况在临床上少见吗？当然不少见，甚至可以说相当常见。正因为如此，糖皮质激素在痛风的治疗中才具有"不可或缺"的作用和地位。

那么，糖皮质激素的不良反应又是如何发生的呢？主要的错误用法包括两个方面：

（1）选错药物：治疗痛风的激素一般主张选用强的松这样的中效激素，不推荐使用地塞米松之类的长效激素。

（2）使用时间过长：有的患者因为效果好甚至长期使用糖皮质激素。在痛风急性发作时使用激素治疗的正确方法是短期使用，一般不超过 1 周，如此便几乎不会出现不良反应。有经验的医生在使用激素治疗时，有时还会配合其他药物以预防不良反应。另外，除了口服及注射这样的全身用药方式外，糖皮质激素还有其他的使用方式，如使用超声导入的方式将激素渗透至疼痛部位，或者进行局部关节腔的糖皮质激素注射。这些治疗方式都可以大大减少全身使用激素可能带来的不良反应，且又能起到迅速消炎止痛的作用。但需要强调的是，在使用激素止痛后，还是要回归将尿酸控制在理想水平以预防痛风急性发作这一"治本"上来。只有这样，才不至于发生激素依赖。否则,激素的不良反应还是无法避免。

　　总之,瑕不掩瑜,若能正确使用糖皮质激素,完全可以既发挥其近乎神奇的疗效,又避免其不良反应。万不可因噎废食、因小失大。

误区 47

降尿酸治疗一开始就得下猛药，
血尿酸降得越快越好

解析：《论语·子路篇》有句名言——欲速则不达，意思是做事情不要一味地追求速度，不要只看眼前利益，单纯追求速度，却不讲效果，最后反而达不到目的。认为血尿酸降得越快越好的人就是犯了"欲速则不达"的错误。

其实，现在已有很多患者认识到痛风反复发作的主要原因在于血尿酸水平过高，只有在痛风性关节炎发作的间歇期将血尿酸降下来，并将血尿酸长期维持在理想水平，才能解决痛风反复发作的问题，这样的认识已经很接近痛风治疗的本质了。那么，血尿酸是不是降得越快就越好呢？答案是否定的。

相信很多患者有过这样的体验：本来急性期关节疼痛已经明显好转，甚至已经完全缓解了，但吃上几天降尿酸的药物，关节的红、肿、热、痛等症状却又出现了，甚至比之前的程度更重。这种现象称为"二次痛风发作"。为什么会出现"二次痛风发作"呢？这是因为身体各个部位的尿酸含量不但有高有低，而且各部位的尿酸浓度也不是固定不变的,各部位间的尿酸时刻处于交换状态中。当血尿酸水平骤然下降时,组织液和关节滑液中的尿酸浓度就会突然降低,导致附着在关节滑膜或软组织中的尿酸盐晶体脱落。这些脱落的尿酸盐晶体一旦被体内的"防御卫士"——巨噬细胞所吞噬,就会诱发关节局部的急性炎症反应,导致痛风再次发作。在多次这样的折磨下,部分患者索性就完全放弃了降尿酸治疗,进入痛风治疗的盲区,形成恶性循环,令人扼腕。这种情况下的关节疼痛反复发作确实是由降尿酸治疗所诱发的,但问题并非出在降尿酸治疗本身,而是降尿酸的速度。降尿酸药物剂量过大,尿酸下降速度过猛,才是诱发二次痛风发作的"罪魁祸首"。所以,无论哪种降尿酸药物,在使用过程中都强调起始治疗时一定要从小剂量开始,逐渐加量,就是为了避免诱发二次痛风发作。此外,临床上不主张在痛风发作的急性期进行降尿酸治疗,也是基于同样的道理。

尿酸下降速度过猛除了可能会诱发二次痛风发作外,还有一部分患者会发生肝肾功能受损,因此更加需要强调降尿酸药物应从小剂量起始,以避免药物蓄积导致中毒反应;另外,某些降尿酸药物本身可导致肝功能损害,部分已合并其他肝病的痛风患者,同样需要从小剂量起始用药,并密切监测肝脏功能,避免引起更严重的肝功能损害。

由此可见,降尿酸治疗固然是治疗痛风性关节炎的根本,但欲速则不达,药物的剂量不是越大越好,要从小剂量起始,逐渐加量,才能平稳致远。

误区 **48**

别嘌醇降尿酸价廉效宏，
尿酸高的人都可服用

解析:这种说法是不对的,犯了以偏概全的错误。临床上如果不能正确使用别嘌醇,则会付出惨重代价,甚至是生命代价。可惜的是,这种情况时有发生。

别嘌醇是一种黄嘌呤氧化酶抑制剂,其药物作用机制是抑制尿酸的生成,很适合由尿酸生成增多所致的高尿酸血症患者。这种药的确价格便宜,还具有良好的降尿酸效果,在临床上的应用非常广泛。该药在降尿酸治疗中的地位也很突出,在很多国家的指南中,别嘌醇被列为高尿酸血症及痛风患者降尿酸治疗的一线用药。但是,是不是所有高尿酸血症及痛风患者都适合使用别嘌醇呢? 答案当然是否定的,原因有两个方面:

一方面,部分患者使用别嘌醇会出现严重的超敏反应,如药物超敏综合征、重型渗出性多形红斑药疹、中毒性表皮坏死松解症等。这些严重的超敏反应的发生率并不低,约为 5%,且其致死率高达 30%～50%,一旦发生,后果严重。什么人容易发生别嘌醇的严重超敏反应呢? 现已证实,别嘌醇超敏反应的发生与 HLA-$B*5801$ 等位基因存在强烈的相关性。那么,汉族人群携带这个基因的频率高吗?大规模的流行病学调查显示,汉族人群携带该基因的比例为 $10\%\sim20\%$,这个比例是相当高的。所以,凡是计划服用别嘌醇的患者,一定要事先检测 HLA-$B*5801$ 等位基因。若为阳性,则不推荐使用别嘌醇,以避免发生严重的药物相关超敏反应。

另一方面,别嘌醇是一种依赖肾脏进行排泄的药物,若患者的肾功能不全,则药物极易在体内蓄积,增大了药物中毒的风险。所以,临床医生会根据患者的肾功能受损情况来确定患者使用别嘌醇的起始剂量:如为慢性肾脏病(CKD)$1\sim2$ 期[估算肾小球滤过率(eGFR)$\geqslant60$ mL/(min·$1.73m^2$)],则嘌醇起始剂量为每天 100 mg,每 $2\sim4$ 周增加 100 mg/d,最大剂量为 800 mg/d。随着肾功能下降,别嘌醇的起始剂量也要下降,当 eGFR<15 mL/(min·$1.73m^2$)时,便不可继续使用别嘌醇了。所以,并不是任何高尿酸血症及痛风患者都可以使用别嘌醇来降低血尿酸水平,主要取决于患者有没有"本钱",即肾脏功能如何。

总之,虽然别嘌醇降尿酸价廉效优,但并不适合所有的患者。切记千万不要存有侥幸心理,铤而走险,一定要在正规医院专科医生的指导下正确使用该药。

误区 **49**

秋水仙碱可以降尿酸

解析:秋水仙碱是治疗痛风发作的特效药,但不是降尿酸药,而是如假包换的消炎止痛药。但是,有很多患者误以为秋水仙碱是降尿酸药,所以才会有这样的对白:

医生:"最近有吃降尿酸药吗?"

患者:"有啊! 已经吃了 1 周的秋水仙碱了。"

认为秋水仙碱是降尿酸药,主要是因为不了解痛风急性发作时的病理特点和秋水仙碱的作用机理。痛风急性发作时的主要矛盾已经不是血尿酸水平升高了,而是尿酸盐结晶引发的炎症反应。也就是说,是关节局部的"炎症"导致患者疼痛难忍、痛不欲生的,单纯的血尿酸水平升高可没有这个"能耐"。这也是为什么在痛风急性发作时,医生不主张进行降尿酸治疗。可见,痛风急性发作时治疗的关键是及时控制受累关节的炎症。秋水仙碱的作用机理就是控制炎症反应,消炎止痛。

那么,秋水仙碱是如何消炎止痛的呢? 如前所述,痛风发作是由尿酸盐结晶沉积在关节腔内引起的,对于尿酸盐结晶这个"不速之客",机体的免疫系统肯定要将之"消灭"或"驱赶",这时机体的免疫细胞在一种叫作趋化因子的"统一指挥"下,向尿酸盐结晶沉积的关节部位大量聚积,将尿酸盐结晶吞噬并不断地释放大量的炎性因子,炎症这把火也就"越烧越旺",最终导致痛风急性发作。在这个过程中,负责统一指挥的趋化因子至关重要,而秋水仙碱恰恰能阻止趋化因子的释放,抑制中性粒细胞等免疫细胞向炎症部位趋化和吸附,从而避免了炎性因子的大量释放。这样一来,炎症这把"火"就不容易烧起来了,因此能达到消炎止痛的目的。

从上面的解析可以看出,秋水仙碱并不能阻止已经发生的炎症反应,这就是为什么医生一再强调秋水仙碱要尽早使用,越早越好,就是为了在炎症未成"燎原"之势时迅速将其"熄灭"。所以,最好在痛风急性发作的 12 小时内启动秋水仙碱治疗;在发病 24 小时内启用效果明显;而在 36 小时后才启用,效果就大打折扣了。另外,秋水仙碱还有预防痛风发作的功效。广大痛风患者在降尿酸治疗过程中,血尿酸水平难免会出现波动,也就难免会出现尿酸盐沉积引起的痛风二次发作。若在降尿酸治疗过程中,预防性地小剂量使用秋水仙碱,就能预防痛风的再次急性发作。

总之,秋水仙碱治疗痛风,不是针对血尿酸水平升高,而是针对其炎症反应。秋水仙碱不是降尿酸药,切勿"张冠李戴"!

误区 50

秋水仙碱有毒,疗效再好也不要服用

解析:这种观点是片面的。其实,任何药物都是有毒副作用的,但是,不能因为药物有某些方面的毒副作用就永远拒绝使用这种药物。如果过分地夸大药物的毒副作用,只会造成临床上无药可用,最终受害的还是患者本身。

秋水仙碱的确是有"毒"的,既伤肝又伤肾,剂量过大还会引起腹泻,甚至导致骨髓抑制。所以,很多患者只要一听到秋水仙碱就"谈虎色变",拒之于千里之外,宁可痛不欲生,也不服用秋水仙碱这种治疗痛风急性发作的特效药。真不知所为何来?事实上,很多患者并不知道秋水仙碱的许多毒副作用常常是在静脉注射用药时表现出来的,而治疗痛风的剂型是口服秋水仙碱片,该药口服片剂的安全性要明显高于静脉用剂型。此外,秋水仙碱不良反应的发生与剂量的大小有明显的关系。传统的用药方法为小量起始,渐至极量:初次口服 2 片(1 mg),然后每隔 1 小时口服 1 片(0.5 mg),或每隔 2 小时口服 2 片(1 mg),直到症状缓解或出现腹泻、呕吐时停药,每日最大剂量为 12 片(6 mg)。这种传统给药方案的药物用量大,而且本身就以出现腹泻和呕吐作为药物有效及停药的标准,因此临床上不良反应发生率高达 75%。目前,此种用药方案已经基本上不使用了。

如今通用的治疗方案是小剂量秋水仙碱给药法,使用这种方法治疗痛风可以收到与应用大剂量秋水仙碱同样的效果,但毒副作用却明显减小。目前,秋水仙碱在痛风治疗中的应用主要体现在两个方面:一方面,作为痛风急性发作期抗炎镇痛的首选用药,在没有使用禁忌证的情况下,首次服用 2 片(1 mg),1 小时后可再服用 1 片(0.5 mg),12 小时以后根据病情改为每天早晚各 1 片或每日 1 片,直到疼痛完全缓解,每天的最大用量不超过 3 片(1.5 mg);另一方面,用于预防急性痛风的发作,常用的治疗方案为每天口服秋水仙碱 1~2 片(0.5~1 mg),持续 3~6 个月。为了更好地发挥秋水仙碱的双重作用且避免其毒副作用,在使用秋水仙碱前还应当检测肝肾功能、血常规等。若肝肾功能异常,则应尽量避免使用秋水仙碱或在医生指导下调整用药;若既往已有骨髓抑制病史,则禁止使用该药;若患者只服用了 1~2 片秋水仙碱就出现了腹泻症状,也建议立即停用该药。在长期的用药过程中,密切监测肝肾功能和血常规也是非常必要的。一旦出现肝肾功能异常,就应该及时调整用药方案。

总之,不能因为秋水仙碱有"毒"就一味拒绝,该用时还是得用,不要有太多的顾忌。

误区 51

秋水仙碱是消炎止痛药，
不痛时就无须用了

解析:秋水仙碱作为痛风急性发作的"特效药"已经深入人心,以至于几乎所有的患者都认为秋水仙碱既然是消炎止痛药,那就只用于痛风急性发作时,急性期过后,疼痛缓解了就可以停药。事实上,这种观点是错误的。

秋水仙碱除了在急性期可以迅速消炎止痛外,还有一个很重要的作用,就是可以预防痛风的再次发作。很多患者有这样的体验,在降尿酸过程中,血尿酸水平骤然下降,使关节滑膜或软组织中沉积的尿酸盐晶体溶解,这些尿酸盐晶体一旦被巨噬细胞所吞噬,就会诱发关节局部急性炎症反应,从而引起痛风再次发作(临床上称为"二次痛风发作")。每当这个时候,有些患者会误以为降尿酸药物治疗无效,甚至认为是降尿酸治疗加重了痛风的发作,从而放弃继续进行降尿酸药物治疗。其实,二次痛风发作是降尿酸过程中的正常治疗反应,并且尿酸降低的速度越快,二次痛风发作的频率就越高。但是,不能因为会发生二次痛风发作就放弃进行降尿酸治疗。这种做法是非常不明智的，与"因噎废食"是一个道理。话说回来，二次痛风发作并不是不可防、不可控的，只要在降尿酸治疗过程中，常规联合使用小剂量秋水仙碱，就可以大大减少甚至防止二次痛风发作。有研究显示，在降尿酸药物治疗的基础上，同时给予小剂量秋水仙碱治疗3～6个月，可使3～6个月内二次痛风的发生率减少高达80％，并且显著推迟二次痛风发作出现的时间。

《中国高尿酸血症与痛风诊疗指南（2019）》推荐在降尿酸药物治疗的初期，首选联用小剂量的秋水仙碱治疗3～6个月。但是，切记所使用的秋水仙碱应小剂量！目前，对于在痛风急性发作时使用秋水仙碱治疗，已经不像以往其说明书中所主张的使用大剂量，而是建议使用小剂量，主张每日剂量少于3片（1.5 mg），其效果完全不比大剂量的效果差，但在安全性上则高出许多。而在使用秋水仙碱预防降尿酸过程中的二次痛风发作时，所需剂量则应更小！一般主张剂量为每天1～2片（0.5～1.0mg）。需要注意的是，即便是小剂量用药，因长期使用，所以在用药过程中还是有可能出现不良反应的，还是应该密切监测肝功能、肾功能、血常规等。当然，若是秋水仙碱不能耐受者，也可以选择小剂量非甾体类抗炎药或糖皮质激素进行预防治疗。

总而言之，秋水仙碱不仅是治疗痛风急性发作的"神药"，亦是防止二次痛风发作的"利器"。急性疼痛缓解后不宜立即停用秋水仙碱,应减量维持 3～6 个月,并在用药过程中注意监测患者的肝肾功能和血常规,以及其他可能出现的不良反应。

误区 52

碳酸氢钠可以降尿酸

解析： 痛风或高尿酸血症患者的药物处方中常常出现碳酸氢钠的身影，许多患者便误以为碳酸氢钠可以降低血尿酸水平。其实，这种观点是错误的，碳酸氢钠并不是降尿酸药。

碳酸氢钠既然不能降尿酸，那为什么治疗高尿酸血症及痛风时需要使用这种药呢？这得从高尿酸血症及痛风的肾脏损害说起。肾脏损害是高尿酸血症及痛风的常见共患病。有研究发现，高尿酸血症及痛风患者同时患有慢性肾脏病的比例，要显著高于非高尿酸血症人群。血尿酸水平升高是慢性肾脏病的危险因素，还会影响该病的预后。研究显示，血尿酸水平每升高 $60~\mu mol/L$，慢性肾脏病的全因死亡风险就会增加约 8%。反过来，使用别嘌醇、非布司他等药物进行降尿酸治疗，则有助于延缓慢性肾脏病的进展。高尿酸血症及痛风引起肾脏损害的机制主要是血尿酸水平升高导致尿酸盐沉积于肾脏，进而引起肾结石、间质性肾炎、急慢性肾功能衰竭等。要想减轻肾脏的损害，防止尿酸盐在肾脏的沉积是关键。

那么,如何防止尿酸盐在肾脏沉积呢?如前所述,尿酸属于一种弱酸性物质,所以其在酸性溶液中不容易溶解。有研究显示,当尿液的 pH 值降到 4.75 的时候,90%以上的尿酸就会形成尿酸盐结晶,并在肾脏沉积造成肾脏损害。正常人的尿液一般呈弱酸性,这对血尿酸水平正常的个体来说是没有危害的。但对高尿酸血症或痛风患者来说,弱酸性的尿液就给尿酸盐的沉积创造了条件,而碱化尿液就可以防止尿酸的析出及沉积。这就是为什么在痛风或高尿酸血症患者的药物处方中常常出现碳酸氢钠的身影。碳酸氢钠又称小苏打,是一种碱性物质,具有碱化尿液的功能。

那么,是不是尿液的 pH 值越高、尿液的碱性程度越高就越好呢?当然也不是,这与"物极必反"同一个道理。研究显示,若尿液的 pH 值>7,不仅不能进一步避免尿酸结石形成,反而会增加磷酸钙、碳酸钙结石的形成风险。所以说,尿液的 pH 值既不能太高,也不能太低,以介于6.2~6.9最为合适,既可以提高尿酸盐的溶解度,又不增加磷酸钙、碳酸钙结石的形成风险。需要说明的是,使用碳酸氢钠碱化尿液可在一定程度上增加尿酸的溶解度而促进尿酸排出,从这个角度来讲,碳酸氢钠也有一定的降尿酸作用,但这个作用非常微弱,与真正的降尿酸药物相比可忽略不计。

那么,是不是所有的高尿酸血症及痛风患者都需要使用碳酸氢钠来碱化尿液呢?对于这个问题,学术界还存在争议,对于高尿酸血症及痛风,并不常规推荐使用碱化尿液这种治疗方法,而是主张科学、合理地使用碳酸氢钠等碱化尿液药物。若患者患有泌尿系尿酸盐结石或者正在服用促尿酸排泄药物,就应该进行碱化尿液治疗,这是学术界的共识,并不存在争议。在给予碱化尿液治疗的同时,应严密监测尿液 pH 值,一般将尿液 pH 值保持在6.2～6.9,以防止尿液过度碱化。需要注意的是,并不是说碱化尿液后就可以对降尿酸药物不加选择地应用。在某些情况下并不建议使用促进尿酸排泄的药物,如慢性肾脏病 3 期以上者,其降尿酸治疗推荐选择黄嘌呤氧化酶抑制剂(如别嘌醇或非布司他)这类抑制尿酸生成的药物,而不推荐使用促尿酸排泄药物(如苯溴马隆或丙磺舒)。

综上所述,碳酸氢钠的作用在于碱化尿液,并不能降低尿酸。其在高尿酸血症及痛风的治疗中属于辅助治疗,并非核心治疗之列,切莫舍本逐末,放弃真正的降尿酸药物治疗。

误区 53

纯中药降尿酸不仅效果好，
还无任何副作用

解析：这种说法缺乏客观依据，可能会片面地夸大纯中药制剂的药理作用，同时忽略了中药潜在的毒副作用。如果对纯中药制剂缺乏正确的认识，则有可能延误病情，或已经出现了相关的不良反应而不自知。

在临床上，很多患者一听说治疗痛风的西药可能存在副作用，如肝脏损害、超敏反应之类，就吓得不敢吃西药，而去找各种传说中"祖传秘方"或纯中药制剂来服用，误以为纯中药是纯天然药物，无毒副作用，效果还特别好。但长期使用后，却发现治疗效果远不如预期不说，价格也不便宜，部分患者还吃出了严重的肝肾功能损害。这些患者还挺委屈，不是说中药效果好又没有副作用吗？怎么到我这里就不灵了呢？

首先，纯中药制剂对治疗痛风真的效果很好吗？客观来说，可能有部分效果，如在痛风患者中备受推崇的车前草，国内外都有科研人员进行了体外试验或者动物体内试验，发现车前草提取物或者其中的有效成分，可抑制在急性炎症的发展中起到重要作用的多种酶［如环氧合酶-2（COX-2）、12-脂氧合酶、5-脂氧合酶等］的生成，具有一定的消炎止痛效果。还有研究发现，车前草的醇提取物可抑制黄嘌呤氧化酶（XOD）与腺苷脱氨酶（ADA）的活性，进而抑制尿酸生成，并能促进尿酸从肾脏排泄。可见，车前草能治疗痛风的说法也不是空穴来风，但是很遗憾，这些有益作用暂时还未在人体试验中得到证实，也没有经过正规的药物临床试验来探讨车前草治疗痛风的效果、疗程、用量等。即使它可能有效，也无法明确在痛风患者中该如何使用这种药物。所以，实际上并不能明确纯中药制剂是否有效，或究竟有多大的效果以及如何使用。另外，且不论这些纯中药制剂的效果有多显著，可以肯定的是，其止痛效果绝对没有秋水仙碱来得迅速和彻底。有鉴于痛风发作时疼痛的"惨烈"程度，谁不想迅速而彻底地缓解疼痛呢？

其次，纯中药制剂真的没有任何毒副作用吗？其实，纯中药制剂也是有毒性的。俗语"是药三分毒"，就是指所有中药都含有毒性成分，只要服用了就会对人体产生毒副作用。《神农本草经》根据药物有无毒性将中药分为上、中、下三品，上品为延年益寿药；中品防疾补虚，有毒无毒取决于药量；下品治病预疾，多有毒性，不可久服。可见，不论是中药还是西药，都存在一定的毒副作用。药物的疗效与其副作用如同一体两面，是不可分割的。而且，很多中药早已被证实存在肾毒性、神经毒性等，如川乌、附子、木通、商陆等。

那么,避开这些有明确毒性的药物是不是就安全了呢?其实,我们平时以为很安全的中药也存在风险。以人们认为性质很温和的常见中药玉米须为例,国外有学者做过动物试验,一定剂量的玉米须会导致肝脏损害等副作用。所以,中草药对人来说一定是安全的吗?在多大的剂量范围内是安全的?很多疑问目前还没有答案,因为还没有高质量、可靠的临床试验来回答这些问题。反观各种治疗痛风的西药,在上市前已历经重重临床试验,有严重副作用的药物根本就不可能上市;即便能上市,如果在临床使用过程中发现了严重的毒副作用,也会被毫不犹豫地撤市。药物有哪些副作用、在什么人群里更容易出现这些副作用、多大的剂量才安全等,这些问题在一轮轮的临床试验中早已得到确切的答案,所以在临床使用中是更加有把握的。

综上所述,纯中药制剂效果奇佳又没有任何副作用的说法是错误的,长期使用要小心!

误区 54

小剂量阿司匹林可升高血尿酸，
高尿酸血症的人千万不要用这个药

解析：小剂量阿司匹林的确会升高血尿酸水平，但阿司匹林也可以预防心肌梗死、脑卒中等心脑血管疾病。对于已经患有心脑血管疾病或者心脑血管疾病高风险的人群，服用小剂量阿司匹林肯定利大于弊，应鼓励这部分人群积极服用阿司匹林，以预防心脑血管事件的发生或再发。

大量研究显示，小剂量阿司匹林可减少尿酸的排泄而导致血尿酸水平升高，甚至会使痛风发作的风险增大。但任何一种药物都会有这样或那样、或轻或重、或多或少的不良反应，或者称为副作用，是否使用一定要权衡利弊、综合考量。如果使用该药的好处明显多于坏处，也就是说利大于弊，那么该用就要用，没有什么好犹豫的。

阿司匹林对血小板的聚集有抑制作用，可以降低血栓形成的风险。因此，小剂量阿司匹林被广泛应用于降低急性心肌梗死的发病风险、预防心肌梗死的复发、降低心绞痛患者的发病风险、预防中风的发生等。简而言之，小剂量阿司匹林对预防心脑血管事件发生具有重要作用。可以看出,升高血尿酸水平肯定不是小剂量阿司匹林的"主业",只是它的一个"副业",所以不能以偏概全、因小失大。

当然,对于痛风患者,使用小剂量阿司匹林预防心脑血管疾病还是要谨慎些。如果痛风患者合并的冠心病病情稳定,使用氯吡格雷替代阿司匹林也可以达到预防心脑血管事件发生的目的;如果痛风患者的心绞痛频繁发作,或者刚刚做完冠状动脉支架及冠状动脉搭桥术,甚至刚刚发生了心肌梗死等,则必须使用两种抗血小板的药物,此时应该使用阿司匹林,同时联合使用氯吡格雷或替格瑞洛,只有这样才能有效地降低心血管事件的发生风险。如果只使用一种抗血小板药物,其防治作用就会大打折扣。因此,高尿酸血症或者痛风患者如果伴有心脑血管疾病,必要时应使用小剂量阿司匹林,但是需要加强监测,并且更加注重包括调节饮食结构、适当运动等的生活方式干预。有时候,有经验的医生会在处方中增添一些增加尿酸排泄的药物。

综上所述,认为高尿酸血症的患者不能服用小剂量阿司匹林的观点是错误的,甚至是有害的。

误区 55

台湾产的福避痛比大陆产的
药物效果好多了

解析：持这种观点的患者不在少数，尤其是在福建、浙江等东南沿海地区，持这种观点的人更多。其实，这种说法是不全面的。

同一种药物具有多种名称的现象在现实中十分普遍。我国台湾地区所产的福避痛，或者日本所产的非布索坦，其实就是国内所说的非布司他，这些药物的有效成分是完全一样的，只是名称不同而已。在剂量相同的情况下，这些药物的功效也是完全相同的。比较福避痛与非布司他疗效的优劣，就好比让关羽大战关云长、张飞大战张翼德一样，是没有意义的。福避痛是一种新型的黄嘌呤氧化酶抑制剂，可以抑制尿酸的生成，具有很好的降尿酸效果，尤其适已经存在慢性肾功能不全的患者。如果与作用同样是抑制尿酸生成的别嘌醇相比，这种药的优势是不会出现药物相关的超敏反应，在用药之前也无须进行基因检测，在安全性和便利性上更胜一筹。

那么，该药是否适合所有痛风患者使用？是不是没有任何副作用？也不尽然。福避痛或非布司他也存在肝功能损害、诱发二次痛风发作、合并心脑血管疾病的老年人谨慎使用等用药时需要重点关注的地方。首先，在使用福避痛或非布司他的患者中，出现肝功能损害的比例还是很高的，特别是痛风合并中重度脂肪肝的患者，用药后出现肝脏损害加重者更为常见。因此，在用药前、用药后都需要检测肝功能，决定是否可以使用该药及如何用药。其次，由于具有强烈的降低血尿酸水平作用，福避痛或非布司他在用药过程中诱发二次痛风发作的概率也不低，因此用药时通常需要从小剂量起始，避免关节疼痛反复发作。若患者存在肾功能损害，或者属于敏感人群，起始剂量则需要更低。这些情况都需要医师根据患者的具体情况来确定，患者很难准确把握适应证。最后，既往有研究提示，非布司他可能会增大老年患者心血管相关疾病死亡的风险，虽然目前有关在亚裔人群中增加心源性猝死的研究证据不足，但是合并心脑血管疾病的老年痛风或高尿酸血症患者在服用非布司他前还是应小心谨慎，必须对利弊风险进行充分的评估，才能放心地使用。

　　总之，"台湾产的福避痛比大陆产的药物效果好多了"这种观点，其实就是不同名称的同一种药物间的比较，显然是不正确的。

误区 56

"痛风灵"治疗痛风特别"灵"

解析：很多痛风患者在痛风发作时，不是立即去医院寻求专科医生的正规治疗，而是寄希望于"秘方"或"神药"等，但结果往往是经过多年的"以身试药"后，才发现药效并不如传说中的那般神奇，反而逐渐出现关节功能丧失或脏器功能衰竭，可悔之晚矣！

"痛风灵"就是在痛风治疗领域"流传甚广"的所谓"神药"，许多痛风患者（尤其是东南沿海地区的痛风患者）服用过这种药，可要么一点疗效都没有，要么刚开始时有效，但过不了多久效果便越来越差。那么，为什么痛风灵治疗痛风并不"灵"呢？

首先，痛风灵究竟是"何方神圣"？目前，市面上销售的痛风灵主要来自新加坡、马来西亚等东南亚国家，以及我国香港地区，因此瓶身上的中文多为繁体字。当然，也不排除内地不法商人仿造该药。痛风灵绝对不是国内官方批准的"准"字号药，因为单从名称来看，"痛风灵"就不符合国内有关药品命名的相关规定。中国药品通用名称命名的原则是避免采用可能会给患者以暗示的有关药理学、解剖学、生理学、病理学或治疗学的药品名称；不应采用夸大、自诩、不切实际的用语，如"灵""宝""精""强力""速效"等。"痛风灵"这三个字把上述原则都违背了，这也是国内各大医院和正规药店都没有这种药的原因。

其次，为什么有的痛风患者使用有效，而有的患者认为痛风灵一点也不"灵"？从痛风灵的说明书来看，其药物成分有杜仲、鸡血藤、天麻、沉香、田七、麝香等30多种中草药，药物功效为活血化瘀、强筋壮骨等，主治跌打损伤、类风湿性关节炎、肩周炎等引起的关节肿痛，当然也可用于痛风性关节炎的红、肿、热、痛。但痛风之"痛"远非其他疼痛所能"比肩"，痛风的痛如"被啃咬、被撕裂"，更有"天下第一痛"的恶名，疼痛程度之剧烈，是所有未患过痛风的人所难以想象的。而痛风灵中的中草药成分虽有一定的止痛作用，但远无法达到快速、彻底消除疼痛的效果。其作为辅助用药也许可以增强止痛药物的止痛效果，但若单靠纯中药组成的痛风灵去治疗痛风急性发作时的疼痛，效果肯定是一点也不灵的。

最后，为什么有的痛风患者刚开始使用时有效，但过不了多久效果便越来越差了呢？这可能与痛风灵中添加了一些没有标明成分的药物有关。2012年3月，绍兴市食品药品检验所发布消费警示，有些患者在网上购买的"痛风灵"没有生产厂家和地址，没有批准文号、规格、贮藏、不良反应、禁忌证、注意事项、生产日期，只标明了××药业有限公司监制。他们对其进行了检测，结果检出了化学成分吲哚美辛等。2013 年 7 月 25 日,《厦门日报》报道,厦门警方查获一起患者因服用香港产公牛牌"痛风灵"而发生急性肾衰竭的案例。查获的"痛风灵"包装上宣传含有杜仲、鸡血藤、雪松果、天麻、沉香、玉桂、田七、麝香等 30 多种名贵中草药,但药检结果发现,这些所谓的名贵中草药成分,变成了 13 种西药:阿司匹林、地塞米松、双氯芬酸钠等。地塞米松也好,吲哚美辛也罢,其实都是治疗痛风急性发作的止痛药,故而很多痛风患者在刚开始服药时效果还比较好。但是,止痛治疗终究不是痛风治疗的全部,把血尿酸水平控制在理想范围内才是痛风治疗的根本。而地塞米松、吲哚美辛等均没有降尿酸的作用,如果长期使用这类药物,效果"越来越不灵"就一点也不奇怪了。在此还得特别提醒,地塞米松这类激素药,短时间服用的副作用不太明显,但长期服用则会引起人体内分泌代谢紊乱,导致糖尿病、高血压、骨质疏松、消化道出血、股骨头坏死等严重不良反应。这类药物一定要在医生的指导下正确使用,才能最大限度地发挥其有益的治疗作用,同时,最低限度地降低其毒副作用。

也许读者会问:"为什么厂家不在药品成分中标明地塞米松或吲哚美辛这类药物成分呢?"其实原因不外乎两点:首先,标注后就失去了"秘"字的要义了,就无法故弄玄虚了,所谓"祖传秘方"或"神奇药物"等也就没有人相信了;其次,这类药物太便宜了,而且是起主要作用的成分,如果标示清楚,那么抬高药价也就没有人会购买了。总之,所有设计皆为利来,一切策略皆为利往。

　　由此可见,痛风灵治疗痛风并不"灵"。评价一种药物好不好,并不在于药名多么的美妙,关键在于疗效,尤其是远期疗效。

误区 **57**

降尿酸治疗没有首选药

解析：这种观点肯定是错误的。由于药物的作用机制不同、代谢途径有别、肝肾毒性各异等，因此每种药物均有其最佳适应人群。所以，从某种程度上讲，每种治疗方法均有其首选药物或首选的药物种类。降尿酸治疗也不例外，也有首选药。

降尿酸治疗是高尿酸血症及痛风患者一项重要的治疗内容，需要长期甚至终身坚持，才能将疾病的危害降至最低，而选择合适的降尿酸药物就显得异常关键和至关重要。现有的降尿酸药物分为两大类：抑制尿酸生成药和促进尿酸排泄药。前者常见的药物有别嘌醇、非布司他；后者则包括苯溴马隆、丙磺舒。《中国高尿酸血症与痛风诊疗指南（2019）》对于高尿酸血症及痛风患者选择降尿酸药物，推荐别嘌醇、非布司他或苯溴马隆为痛风患者降尿酸治疗的一线用药；推荐别嘌醇或苯溴马隆为无症状高尿酸血症患者降尿酸治疗的一线用药。

那么，进行降尿酸治疗时具体应该选择哪一种或哪一个药物呢？在药物的种类上，主张首选抑制尿酸生成的药物。主要是基于以下几个考虑：

首先，抑制尿酸生成的药物对任何类型的尿酸升高都能达到令人满意的降尿酸效果。

其次，肾脏在积极的降尿酸治疗后可以得到保护。有研究表明，慢性肾病患者采用别嘌醇或非布司他进行降尿酸治疗后，肾脏功能衰退的速度明显减缓。

再次，抑制尿酸生成药别嘌醇有很好的心脏保护效果。有研究显示，长期使用别嘌醇治疗可提高左心室功能、防止左心室重构、改善血管内皮功能和局部血流等。

最后，抑制尿酸生成药的不良反应更少。欧美的实践证实，别嘌醇带来的严重不良反应风险远低于苯溴马隆。虽然汉族患者的别嘌醇致命风险更高一些，但完全可以通过筛查 $HLA-B * 5801$ 等位基因来避免严重的不良反应。

为什么不首选促尿酸排泄药呢？主要也有以下几个考虑：

首先，不少患者虽然尿酸排泄多，但血尿酸仍然超过正常水平。这时，首先要解决的问题是抑制尿酸生成，促尿酸排泄药物并不适合该类患者。

其次，目前上市的促尿酸排泄药物主要有苯溴马隆、丙磺舒。在肾脏功能轻度下降（肌酐清除率小于 50 mL/min）时，丙磺舒的降尿酸作用有限，而苯溴马隆虽然对肾功能轻度下降的痛风患者有效，但存在严重的肝毒性风险。欧洲国家和日本的研究均显示，苯溴马隆的肝毒性风险较高，这也许是苯溴马隆未能在包括美国等多个国家上市的原因。另外，对肾结石或尿酸性肾病患者而言，促尿酸排泄治疗也不适宜。

最后,促尿酸排泄药物会增大肾结石和尿酸性肾病的发病风险。

正是基于上述原因,美国的痛风指南才不推荐把促尿酸排泄药物作为降尿酸治疗的首选,只将其作为其他降尿酸药物不耐受时的二线治疗方案。

在抑制尿酸生成药别嘌醇和非布司他之间,又该如何选择呢?因人而异,没有绝对,需要经过全面评估才能做出正确选择。别嘌醇在我国使用广泛,降尿酸效果好,且相较于非布司他价格较低,如果筛查过 $HLA-B*5801$ 基因,没问题的话完全可以将其作为首选降尿酸药物使用。非布司他是近年上市的新型黄嘌呤氧化酶抑制剂,其降尿酸作用与别嘌醇相当或略优,药物所导致的药疹等不良反应发生率也明显低于别嘌醇。但该药价格昂贵,且有潜在的心血管疾病风险。所以,欧美国家的指南多推荐将非布司他作为别嘌醇的替代用药,仅在别嘌呤醇不耐受或疗效不佳时使用。由于迄今为止尚无足够证据显示该药有增大亚裔人群心源性猝死的风险,因此我国的指南依然推荐非布司他可以作为降尿酸治疗的一线用药,尤其是 CKD 4~5期的患者,可以优先考虑。但对于已合并心脑血管疾病或是心脑血管疾病高风险者,仍建议谨慎使用,并密切关注心脑血管事件。

由此可见,选择降尿酸药物有门道,要通盘考虑、权衡利弊、慎重选择,方可万无一失。

误区 58

可用抗生素治疗痛风的急性发作

解析:许多患者在痛风急性发作时,会下意识地去药店或诊所买抗生素口服或点滴,觉得消消炎就会好了。事实上这是错误的!即使有的患者使用抗生素后炎症减轻,疼痛缓解,那也是痛风自然缓解的结果,并非抗生素之功,纯属"巧合"。

首先,痛风急性发作时的炎症反应是非细菌性的。如前所述,痛风是血尿酸水平升高超过其在血液溶解的饱和度(血尿酸＞420 μmol/L)后析出,形成尿酸盐结晶,并在关节内外组织中广泛沉积,激活体内的免疫系统而产生的炎症反应。这种炎症反应是一种免疫反应,是无菌性的,并没有细菌、病毒或其他病原微生物的参与。而抗生素的主要作用是抑菌、杀菌,并无调节自身免疫的功能,因此,抗生素对痛风急性发作并无治疗作用。

其次,消炎药不等于抗生素。消炎药止痛不杀菌,抗生素杀菌不止痛。许多患者误以为消炎药就是抗生素,实际上,消炎药包括甾体抗炎药和非甾体抗炎药。甾体抗炎药就是常说的糖皮质激素,如强的松、地塞米松等;非甾体抗炎药就是患者常用的英太青、西乐葆、布洛芬等。这些消炎药物的作用机理是直接抑制炎症因子的产生或释放，使炎症减轻甚至消退，同时可以缓解炎症引起的疼痛，因此具有消炎止痛的作用，但这些药物并无抑菌或杀菌作用，激素甚至还可能诱发或加重细菌感染。而抗生素包括青霉素类、头孢类、喹诺酮类、大环内酯类等，如众所周知的青霉素、阿莫西林、阿奇霉素等均属于抗生素制剂。抗生素可针对引起炎症的各类细菌、真菌、放线菌、衣原体等微生物，通过干扰病原微生物的生化代谢过程，或破坏其结构的完整性而产生抑菌或杀菌作用，从而间接产生抗炎作用，但并无止痛作用。痛风性关节炎急性发作的主要治疗是消炎止痛，因此需要的是消炎药，而不是抗生素。

那么，是不是痛风急性发作时都不可以使用抗生素呢？也不尽然。如果痛风合并细菌感染，尤其是痛风石破溃伴细菌感染，则主张联合抗生素进行抗感染治疗。前提是，专科医师根据临床经验及病原学结果给予合适的抗生素、合适的剂量及合适的使用时间，而不是滥用、乱用。另外，痛风急性发作的典型表现为关节迅速出现红、肿、热、痛及关节活动受限，严重者还可表现为发热，实验室指标可见白细胞、中性粒细胞、血沉、C反应蛋白等升高，这与局部细菌感染性炎症，如蜂窝织炎、丹毒等表现确实极为类似。于是，许多患者甚至是许多非痛风专科医生，都误诊为蜂窝织炎、丹毒等局部细菌感染性炎症，并给予大剂量抗生素治疗，这也是痛风治疗中最常见的误诊误治。因此，如果关节红、肿、热、痛是首次发作，建议患者寻找专科医师进行详细评估,确定诊断后再做针对性治疗,切不可麻痹大意,觉得用点抗生素就万事大吉了。

总之,使用抗生素治疗痛风的急性发作,既非对症处理,也非支持治疗,纯属多余,除非痛风合并感染。

误区 59

降尿酸治疗主张两种降尿酸
药物联合使用

解析：很多高尿酸血症及痛风患者在服用降尿酸药物治疗一段时间后，如果仍然未达到目标尿酸值；或者在开始降尿酸治疗时的血尿酸水平很高；或者想快点使血尿酸水平达到理想水平，便会联合使用两种降尿酸药物，认为这样双管齐下的治疗效果会更好。其实这种说法并不准确。这种治疗理念和使用方法虽然有理可循，但并不准确，在大多数情况下也不主张两药联用。《中国高尿酸血症与痛风诊疗指南（2019）》指出，"单药足量、足疗程治疗，血尿酸仍未达标的患者，可考虑联合应用两种不同作用机制的降尿酸药物"。由此可以看出，两种降尿酸药物联合使用是有条件和前提的。

首先，只有在单药足量、足疗程治疗后血尿酸水平仍未达标时才考虑联合用药。什么叫作单药足量、足疗程治疗呢？如前所述，目前国内可用的降尿酸药物有别嘌醇、非布司他、苯溴马隆这三种，在患者肾功能正常的情况下，其最大剂量分别是 800 mg/d、80 mg/d 和 100 mg/d。在临床上,很多患者降尿酸药物的使用量并未达到单药最大剂量;或者虽达到了最大剂量,但服药特别不规律,药物的血液溶度仍然不足。因此,这时评估单药的降尿酸效果其实不太恰当。另外,强调足疗程,是指稳定剂量治疗至少4周后再来评估药物的效果。

其次,即使需要两药联用,也需要联用不同作用机制的降尿酸药物。目前的降尿酸药物主要分两大类,一类是抑制尿酸生成的药物,包括别嘌醇及非布司他;另一类是促进尿酸排泄的药物,主要为苯溴马隆。药物联用只允许联用苯溴马隆和非布司他,或者苯溴马隆与别嘌醇,不主张联用别嘌醇和非布司他,因为这两种药物同属于黄嘌呤氧化酶抑制剂,作用重叠。并且,在单药治疗效果不佳时,也不必急于联用,不妨先检测一下尿中尿酸排泄分数。若患者之前服用别嘌醇或者非布司他,且检测尿酸排泄不足,又不存在泌尿系结石、肾功能不全等问题,则可考虑换用促进尿酸排泄的苯溴马隆。若患者之前服用苯溴马隆,且尿酸排泄分数并不低,则可根据情况换用别嘌醇或非布司他。更改后的治疗方案更有针对性,若换药后单用一种药物也能取得良好的效果,则没有必要联合使用两种药物。

那么,为什么在降尿酸药物的联用上需要十分谨慎呢?这是因为降尿酸药物都存在各自的副作用,如非布司他可能导致肝功能损害,有发生心血管疾病的风险;别嘌醇可能引起严重的药物超敏反应;而苯溴马隆也可能导致严重的肝功能损害。联用药物肯定会增大药物不良反应的发生风险。所以,如果单药治疗就可以达到降尿酸的目标,就应该尽量避免联用药物。若根据病情只能联用药物,则在用药过程中应密切监控并及时评估是否出现药物相关的不良反应。

综上所述,进行药物降尿酸治疗时要求单药足剂量、足疗程,非万不得已,不要轻易联合使用两种药物。

误区 60

降尿酸过程中痛风发作说明治疗无效

解析:这种观点是错误的。在降尿酸过程中的痛风发作,是血尿酸水平下降的结果,是降尿酸治疗过程中常伴随的一种现象,不仅不能说明降尿酸治疗无效,反而说明了降尿酸治疗是有效的。

在降尿酸治疗过程中,虽然血尿酸水平会明显下降,但仍有一定比例的患者会反复发生痛风,这种现象又叫作"二次痛风"或"转移性痛风",大多发生在慢性痛风患者身上。人体内的血尿酸浓度不是处于静止不动的"静态",而是处于不断变化的"动态"之中。当血尿酸水平快速下降时,这个动态平衡就被打破了,组织液及关节腔滑囊液里的尿酸水平随之降低,导致关节腔里沉积的尿酸盐结晶崩解。此时,吞噬细胞就会汇集而来,吞噬这些崩解的尿酸盐结晶,并释放大量炎性因子,引起痛风急性发作。二次痛风发作有其自身的特点,如发作的时机多为血尿酸水平急剧下降时;疼痛程度相对较轻;发作的频次比以往减少;辅助检查中双源 CT 及关节 B 超显示关节腔内的尿酸盐结晶也明显减小;等等。可见,在降尿酸过程中出现痛风发作,并不是病情加重的表现,而是血尿酸水平下降的反应,提示降尿酸治疗是有效的。

降尿酸过程中的"二次痛风"是不是一定会发生呢?也不一定。通过一些办法和手段可以避免或减少"二次痛风"的发生。首先,降尿酸药物应从最小剂量起始,慢慢增加剂量,可以一个月加量一次,尽可能避免血尿酸水平急剧下降而诱发痛风发作。其次,在开始进行降尿酸治疗的同时,即可服用小剂量消炎止痛药。常用的药物为秋水仙碱,大约维持 3～6 个月。如果在降尿酸过程中有痛风发作的预兆,还可以适当增加消炎止痛药的剂量,及时阻止痛风发作。有研究显示,降尿酸的同时联合使用小剂量消炎止痛药物,可以将"二次痛风"的发生率降低至少 40%。在"二次痛风"发作时,最忌讳擅自停药,半途而废,否则以往的治疗成果会付诸东流;忌讳对治疗失去信心;也忌讳对医生失去信心。其实,若"二次痛风"发作,也无须慌张和焦虑,应及时与医生联系,调整或加用消炎止痛药物,就能迅速控制痛风的发作。只要医患之间相互信任、密切合作,科学而有计划地进行降尿酸治疗,将关节腔里的尿酸盐结晶彻底消除,"二次痛风"自然不会再次发作。

所以,若在降尿酸过程中发生"二次痛风",患者也不要认为治疗无效,这正是治疗起效的表现,只需稍微调整一下治疗方案即可。

误区 61

降尿酸治疗过程中痛风发作了，
要立即停止降尿酸治疗

解析：在临床上，有很多患者在痛风发作间歇期还可以坚持进行降尿酸治疗，但当出现二次痛风发作时，就立即自行停用降尿酸药物。其实，这个时候停用降尿酸药物治疗并不可取，也无必要，应继续坚持进行降尿酸治疗。

为什么说在降尿酸过程中出现二次痛风发作时，完全停用降尿酸药物是没有必要的呢？如前所述，二次痛风一般发生在关节之前已存在痛风石或者痛风结晶的患者，并且通常出现在尿酸快速下降时，如初次服用降尿酸药物且剂量过大时，此时，关节腔内的痛风结晶出现崩解，周围的吞噬细胞聚集起来吞噬已崩解的尿酸结晶，并释放出大量炎症因子，引起局部关节的急性炎症，从而导致二次痛风发作。因此，在降尿酸的治疗过程中，应尽量减小降尿酸药物的起始剂量，并且联合使用小剂量秋水仙碱也是这个原因，就是为了尽量避免尿酸水平下降过快而导致二次痛风发作。如果在降尿酸药物起始剂量很小的情况下仍然出现了二次痛风发作,也不用担心,因为这时的二次痛风发作通常比由很高的血尿酸水平所诱发的痛风性关节炎症状轻,持续时间也短得多,此时最恰当的做法是增大秋水仙碱的剂量,或者加用小剂量消炎镇痛药,症状很快就能缓解。有些患者甚至不加用其他药物,2～3天后症状也可自行缓解。如果此时停用降尿酸药物治疗,不仅不能溶解并最终清除原本沉积在关节等部位的尿酸盐结晶,还会引起血尿酸水平快速升高和剧烈波动,反而会使尿酸盐析出结晶增加,这对炎症的控制和疾病的恢复都是不利的。

还有一些患者会自行服用降尿酸药物,但不是从小剂量开始并逐渐增大剂量,而是日常维持大剂量使用,其中很多患者又对药物十分敏感,其血尿酸水平快速下降,从而引起症状非常严重的二次痛风发作。这时的关节症状与平时的发作几乎没有差别,都表现为显著的关节红、肿、热、痛等症状。那么,这个时候需要停用降尿酸药物吗?一般不需要完全停药。这时可以将降尿酸药物剂量减半,或减少到1/4的剂量,继续使用。例如,可将每日服用一次40 mg非布司他,改为每日服用一次10 mg非布司他,并配合急性期所使用的较大剂量的消炎镇痛药物,同时加大秋水仙碱的剂量。一般情况下,3天后症状会明显改善,到时再逐渐将止痛药及秋水仙碱减量即可。

综上所述,在进行降尿酸药物治疗时,应该以小剂量起始并逐渐增大药物的剂量,并联合使用秋水仙碱等消炎止痛药物,以尽量避免二次痛风发作。若出现了二次痛风发作,也无须立即停用降尿酸药物,可以减量或者联合使用其他抗炎镇痛药物,这样就可以平稳地度过发作期。

误区 62

长期口服止痛药就可使痛风不再发作

解析：长期口服止痛药而不进行降尿酸治疗就能使痛风不再发作，这种想法是错误且危险的。如前所述，痛风的罪魁祸首是高尿酸血症，如果不将血尿酸水平降下来，那么痛风迟早还是会复发的。然而消炎止痛药如秋水仙碱、非甾体抗炎药、糖皮质激素等，在药理、药效上并没有降尿酸的作用。因此，对痛风患者来说，止痛只是治"标"，降尿酸才是治"本"。

痛风急性发作的根本原因在于尿酸盐结晶析出并沉积于关节等部位，引发沉积部位的急性炎症反应。痛风急性发作时的疼痛有"天下第一痛"的恶名，快速而彻底地止痛是治疗的当务之急，秋水仙碱、非甾体抗炎药、糖皮质激素等均具有这样的作用。那么，这些药物是通过什么"本领"来止痛的呢？秋水仙碱是治疗痛风的特效药，其通过减少白细胞的趋化、黏附和吞噬作用来抑制炎症因子的释放，从而达到消炎止痛的目的，甚至可以说，秋水仙碱专为痛风而生，其对其他原因引起的疼痛没有效果；非甾体抗炎药是止痛界的"万金油"，当然也可用于治疗痛风的疼痛,代表药物有塞来昔布、依托考昔等,其主要通过抑制人体内环氧化酶的活性来抑制炎症反应,从而达到止痛的目的;糖皮质激素可迅速减轻痛风急性期关节腔内的渗出、水肿、充血、白细胞吞噬反应,从而迅速缓解关节的红、肿、热、痛等。可见,这些药物均不参与尿酸盐的生成、溶解及排泄,所以均没有降尿酸的作用。尽管上述止痛药物也可用于缓解期,以预防痛风发作,但此时的重点是应用药物将血尿酸降到理想水平,因此上述止痛药物只是起到了"有备无患"的作用而已。

　　长期使用止痛药不仅不能从根本上治疗痛风,而且会产生巨大的危害,甚至可能危及生命,得不偿失。秋水仙碱作为痛风急性发作的一线用药,一方面,若使用不当,可能导致中毒,这是因为其中毒剂量与有效治疗剂量相当接近;另一方面,长期反复发作痛风的患者可出现肾功能下降,此时继续服用秋水仙碱可导致药物蓄积而中毒。然而,由于目前尚无秋水仙碱中毒的相关解毒药物,因此一旦出现秋水仙碱中毒,也束手无策,没有什么好的办法。长期使用非甾体抗炎药的副作用也轻不到哪儿去:最常见的副作用就是消化道反应,长期服用有发生胃黏膜损伤甚至消化道出血的风险;长期大量应用非甾体抗炎药还存在潜在肾损害风险;而最严重的副作用莫过于心脑血管不良事件,如急性心肌梗死、脑卒中等。长期使用糖皮质激素的副作用包括激素脸、肥胖、继发性高血压、继发性糖尿病、继发性骨质疏松、继发感染等。因此在临床上,只有当患者无法使用秋水仙碱及非甾体抗炎药时,才会考虑使用糖皮质激素。

综上所述,通过长期使用止痛药来防止痛风发作,是"开错药方拿错药",治"标"不治"本",而将血尿酸控制在理想水平的治疗才是正途,有效且可持续。

误区 **63**

尿酸升高后就自然而然发生痛风了

　　解析:高尿酸血症是痛风发生的根本原因,于是很多人认为血尿酸水平高到一定程度就一定会发展为痛风。其实,这是犯了将高尿酸血症等同于痛风的错误。现实中,大部分高尿酸血症患者并不会表现出相关的症状,只有一小部分患者才会发展为痛风。

　　高尿酸血症及痛风根据病程可分为:无症状性高尿酸血症、急性痛风性关节炎、间歇期、慢性痛风石及慢性痛风性关节炎这四个时期。由此可见,高尿酸血症及痛风实际上是同一种疾病的不同阶段。初始阶段是无症状性高尿酸血症期,痛风则是其后病程发展中的一个阶段性病症。虽不能预测某位高尿酸血症患者将来是否会发生痛风,但可以肯定,没有高尿酸血症就没有痛风。那么,为什么同样是高尿酸血症,有些患者终身无症状,而有些却会进展成痛风呢? 目前,对确切的原因及机制并不十分清楚,可能与个体的尿酸溶解度和痛风发作的诱因有关。

　　如前所述,痛风的核心病理基础是尿酸盐结晶的沉积,痛风的形成实际上是一个简单的化学原理:当血中的尿酸浓度升高达到饱和状态时,关节腔内就会析出结晶而形成痛风。而临床上也是根据尿酸在血液中的饱和值来定义高尿酸血症的。研究发现,在37℃时血尿酸的饱和值为417 μmol/L,一旦超过饱和值,单钠尿酸盐针状结晶就会析出并沉淀于组织,因此把血尿酸浓度超过417 μmol/L定义为高尿酸血症,而且是"绝对高尿酸血症"。

其实,对不同的人来说,血尿酸的正常值是不一样的。即使是同一个人,在不同年龄阶段,其血尿酸的正常值也是不同的。一般来说,血尿酸水平会随着年龄的增加而升高,尤以女性绝经期后更为明显。例如,一个正常男性,在其儿童时期,因肾脏的尿酸清除率高,故其血尿酸值可低至180 μmol/L,青春期阶段为300～360 μmol/L,而后随着年龄增长而逐渐上升;同一个正常女性,停经前的血尿酸值平均为240 μmol/L,而停经后则上升到与同龄男性一样的水平。可见,用绝对值来界定所有人是否属于高尿酸血症的确过于"绝对"。除此以外,每个人的血尿酸溶解度也不是绝对的,存在个体差异。这就部分说明了为什么有些人的血尿酸水平虽然超过了"绝对高尿酸血症"的界定值,但却没有达到血尿酸的饱和点,没有尿酸盐结晶析出和沉积,也不会发生痛风。但血尿酸水平越高,尿酸盐结晶沉积的概率就越高,发生痛风的概率自然也就越大。诱发因素是决定高尿酸血症是否进展为痛风的另一个关键因素,如果高尿酸血症患者能够很好地控制痛风的诱发因素,理论上也是可以实现不发生痛风的。有关导致痛风发作的诱因前文已有详细阐述,在此不做重复说明。

　　既然高尿酸血症未必会进展为痛风,那么无症状性高尿酸血症患者是不是可以不进行降血尿酸治疗呢? 对于无症状性高尿酸血症患者是否需要进行降尿酸治疗,目前学术界争议较大。欧美等国家对这类患者并不推荐进行药物降尿酸治疗,而中国、日本的态度较为积极。《中国高尿酸血症与痛风诊疗指南(2019)》建议无症状性高尿酸血症患者出现下列情况时可开始进行降尿酸药物治疗:

　　(1)血尿酸水平≥540 μmol/L。

　　(2)或血尿酸水平≥480 μmol/L,且有下列合并症之一:高血压、脂代谢异常、糖尿病、肥胖、脑卒中、冠心病、心功能不全、尿酸性肾石病、肾功能损害(慢性肾脏病 2 期或以上)。

　　综上所述,痛风的根本原因是高尿酸血症,但高尿酸血症不一定会发展为痛风。高尿酸血症和痛风处于同一种疾病的不同阶段,既不能因为只有血尿酸水平高但痛风不发作而忽略了对高尿酸血症的治疗和管理;也不能误以为血尿酸水平高就一定会发生痛风而过早地悲观和消极对待。

误区 64

低频超声透皮给药治痛风有奇效，完全可以替代口服药物

　　解析：低频超声透皮给药治疗痛风急性发作时的关节痛，可以使药物直达病所，确实效果奇佳，可以快速缓解甚至消除关节以及关节周围组织的红、肿、热、痛，甚至有些痛得无法走路的患者在治疗后马上就能走路了。这种治疗手段对那些由于某些原因（如胃溃疡）而不能口服消炎止痛药物的患者尤为适合。但低频超声透皮给药中所用的药物实际上是激素类药物，所针对的只是疼痛和炎症，属于"治标不治本"，不能降低患者的血尿酸水平，也不能预防痛风的再次发作。要想避免痛风发作，或将血尿酸降至正常水平，只有口服降尿酸药物才能实现。故而，认为低频超声透皮给药可以替代口服药物的观点是错误的。

　　那么，如何进行低频超声透皮给药治疗呢？低频超声透皮给药就是先将抗炎镇痛类药物涂抹于患处局部的表面皮肤，之后利用低频声波透射原理，将药物精准地渗入病灶深处，以达到快速消肿、有效抗炎、缓解疼痛的效果。

这种治疗技术具有许多独到的优势,如治疗所用的药物不用经过胃肠道吸收,而是直接经皮肤送达病灶部位;关节局部的药物浓度高、药效强、作用久;血中药物浓度极低,大大减小了药物对肝肾功能的损害和胃肠道不良反应等。另外,超声波本身是一种机械波,对人体无创伤、无辐射,安全性高,患者的依从性好。这些优势对临床上病情复杂或情况特殊的患者显得尤为重要,且这类患者并非少见,而是相当普遍,如肝肾功能不全、消化道溃疡出血、白细胞减少症、高血压、充血性心力衰竭,对秋水仙碱不耐受、对使用激素治疗极端恐惧等。此时,低频超声透皮给药治疗就是一个适逢其时的选择。对于处于痛风急性发作期的患者,其受累关节处红、肿、热、痛症状显著,一般只需要进行两三次低频超声透皮给药治疗,局部症状就能明显缓解。虽然低频超声透皮给药治疗起效快、效果佳,但还是主张与其他消炎止痛药一样,越早使用越好。早期使用可尽早抑制前期的炎症反应,此时大量的炎症因子还没有释放出来,能阻止病情进一步发展,效果会更好;如果炎症已经大发作了,即使应用了透皮给药治疗,也没办法很快抑制住炎症反应。此时的炎症反应就如同已经在熊熊燃烧的烈火,短时间无法轻易将其扑灭。

虽然在痛风急性发作时止痛必不可少,但止痛也不是治疗的全部。治疗的目的除了止痛外,还包括控制高尿酸血症、预防急性关节炎复发、阻止疾病进展、治疗高血压和糖尿病等伴随疾病等,因此现阶段口服药物治疗也是必不可少的。仅凭低频超声透皮给药这一种方法来"一夫当关",是无法做到"万夫莫开"的,这是不现实的。

所以,丢掉幻想,该吃药还是吃药吧!

误区 65

查 24 小时尿中尿酸水平没有什么意义

解析：这种观点是错误的。24 小时尿中尿酸水平能反映机体尿酸的生成和排泄情况，在临床上是一个非常有用的指标，医生可据此分析高尿酸血症患者血尿酸水平升高的原因、进行疾病分类、选择治疗药物等。

根据 24 小时尿中尿酸排泄量将高尿酸血症分为尿酸生成过多型、排泄不良型及混合型。一般认为，24 小时尿中尿酸排泄量小于 600 mg，则属于排泄不良型，大于 600 mg 则属于生成过多型。尿酸生成过多型在治疗上首选抑制尿酸生成的药物（如别嘌醇和非布司他），而尿酸排泄不良型在治疗上则首选促进尿酸排泄的药物（如苯溴马隆和丙磺舒）。大致来讲，尿酸生成过多型的患者较少，只占高尿酸血症患者总体的 10% 左右，约 90% 的高尿酸血症患者是尿酸排泄不良型，还有一小部分为混合型。另外，24 小时尿中尿酸水平对预测并发症也有相当大的价值，若患者尿酸排泄显著增加（24 小时尿中尿酸含量大于 900 mg），则提示患者发生肾结石的风险显著增大，要进行有针对性的预防，还需要警惕尿酸盐在肾脏沉积引起继发性肾功能损害。

  影响 24 小时尿尿酸水平的因素有很多，包括饮食、运动、药物、肾脏功能等。在临床上检测该指标时，应尽量避免这些影响因素。在临床上留取尿标本测量尿中尿酸水平时，需停用影响尿酸水平的药物 2 周以上；同时低嘌呤饮食 5 天以上；在留尿的前一天及留尿当天，禁止剧烈运动、大量出汗；收集小便期间禁止饮用咖啡、茶及可可饮料。留取 24 小时小便标本的流程如图 2 所示（注意：24 小时尿量需大于 2000 mL）。

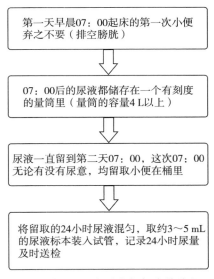

图 2　留取 24 小时小便标本的流程

  正是因为影响 24 小时尿中尿酸水平的因素众多，要想正确测量该值实属不易，所以若仅据此判断血尿酸水平升高的原因是尿酸生成过多还是尿酸排泄减少，临床上导致误判的概率还是相当高的。如何尽可能地消除诸如饮食、饮水量、尿量、肾功能、血尿酸等因素对 24 小时尿中尿酸水平测定的影响呢？学者建议采用尿酸排泄分数来代替 24 小时尿中尿酸定量法。尿酸排泄分数是根据患者的血尿酸、血肌酐、24 小时尿中尿酸水平及尿肌酐含量，通过分式计算出来的。根据尿酸排泄分数将高尿酸血症分为三型：排泄减少型（尿酸排泄分数＜7％）、混合型（7％≤尿酸排泄分数≤12％）及生成增多型（尿酸排泄分数＞12％）。

综上所述，24 小时尿尿酸水平可以客观反映患者尿酸升高的原因，并指导治疗，在制订治疗方案前完善上述检查至关重要。但是，在留取 24 小时尿检测尿中尿酸水平时，一定要将注意事项牢记于心，以便能够准确地测量出尿中尿酸水平。如果该指标测量不准，就会给医生传递错误的信息，将直接影响疾病的治疗方案制定和预后。

误区 66

痛风患者根本没必要检查
除尿酸外的项目

解析:持这种观点的人非常多,他们认为痛风是由血尿酸水平过高所致,那就只需要检测一下血尿酸水平,为什么还要再查尿中尿酸水平、肝功能、肾功能、血糖、血脂等一大堆项目呢?这些指标跟痛风有什么关系?真的有必要检测吗?答案是肯定的,这些指标都是准确诊断和治疗必不可少的。认为诊治痛风只需要检测血尿酸水平即可的观点是错误的。另外,痛风要想得到正规诊治,不仅需要检测包括尿酸在内的生化指标,有时候还要进行超声、CT、核磁共振等影像学检查。

为什么要做这么多的检查呢?因为每一项检查都是非常有用的,原因如下:

(1)24 小时尿中尿酸水平:通过该项检查可以判断患者血尿酸水平升高的类型。在低嘌呤饮食的条件下,24 小时尿中尿酸排泄量小于 600 mg 属于排泄不良型,治疗上应选用促进尿酸排泄的药物;尿中尿酸排泄量大于 600 mg 则属于生成过多型,治疗上优先选择抑制尿酸生成的药物;若尿中尿酸排泄量大于 900 mg,则要警惕尿酸在肾脏沉积,进而损伤肾脏及形成尿路结石。

(2)尿常规:尿常规中的尿液 pH 值可以反映小便的酸碱度,如果尿液 pH 值过低,则不利于尿酸的溶解和排泄,导致血尿酸水平升高,可能增大尿酸性结石生成的风险,治疗时需要碱化尿液;如果尿液 pH 值过高,则易形成其他类型泌尿系结石;临床上以尿液 pH 值维持在 6.2～6.9 为最佳水平。另外,尿红细胞呈阳性提示患者可能有肾结石;尿白细胞计数升高则提示患者可能有尿路感染。

(3)肝肾功能:痛风患者合并脂肪肝的比例非常高,肝功能受损很常见;而痛风引起肾脏功能损害更是普遍。目前临床上所用的降尿酸药、消炎止痛药以及其他治疗痛风的辅助用药,大多需要经过肝肾代谢,或多或少都有一些肝肾方面的不良反应,或对肝肾功能有要求(即当肝肾功能损害到一定程度时,禁止使用该药)。医生如果不清楚患者的肝肾功能情况,可能引发严重的肝肾功能衰竭。

(4)血糖与血脂:临床上只有一小部分患者只是单纯的血尿酸水平升高,绝大多数患者合并高血糖、高血脂、高血压或者体重异常。我们常称"高血糖、高血脂、高血压、高尿酸"为"四大恶人",而高尿酸的危害程度似乎只位于"四大恶人"之末。所以,医生治病就像在与这些"恶人"决斗,决斗前一定要搞清楚"四大恶人"中来了几个,都有谁来了。另外,积极的降糖、降脂治疗,也有利于高尿酸血症及痛风的控制。

(5)超声、X 线、双源 CT、核磁共振等影像学检查:这些检查对正确诊断和判断病情轻重至关重要。超声能评估有无肾结石、关节腔积液、关节腔内各结构的炎症病变程度,还能协助关节腔内注射治疗等;X 线检查能发现病变关节的骨质破坏情况等;双源 CT 能辨别出病变部位的尿酸盐结晶,对早期痛风的诊断极具价值;核磁共振检查有助于评估病变部位软组织的肿胀情况、早期发现关节的骨质改变、了解痛风病灶的活跃程度、协助对痛风性肾病的诊断等。

由此可见,上述检查或有助于正确诊断,或有助于评估病情轻重,或有助于正确治疗,或有助于改善预后,没有哪一项是不重要的。医生只有在完善相关检查、全面掌握病情后,才能做到胸有丘壑、万无一失。

误区 67

药物降尿酸治疗过程中
不用检查和监测什么指标

解析:有很多患者认为降尿酸的药物很安全,坚持服用就对了,根本无须做什么检查。其实,这种观点是错误的。任何一味药物都不是绝对安全的,在带来疗效的同时也一定会有一些毒副作用,而这些毒副作用又往往"悄悄地"出现,若不定期进行检查和严密监测,根本无法及时发现。降尿酸药物也不例外,虽然能有效地降低血尿酸水平外,但如果长期盲目使用,不考虑患者本身的具体情况,又不定期监测肝肾功能,则出现毒副作用只是早晚的事儿。

目前国内常用的降尿酸药物包括抑制尿酸生成的药物(如别嘌醇、非布司他)和促进尿酸排泄的药物(如苯溴马隆、丙磺舒等)。这些药物虽然都能降低血尿酸水平,但在选择时要因人而异,根据不同的情况选择不同的药物治疗,实行个体化精准治疗。

那么,如果不加区别地随意选择某种药物并长期使用,会分别出现哪些毒副作用呢? 别嘌醇属于抑制尿酸生成领域的经典药物,价格相对来说也比较便宜,其主要毒副作用包括肝肾功能损害、胃肠道反应、骨髓抑制，以及更为严重的嘌呤醇超敏综合征等。嘌呤醇超敏综合征的可怕之处在于其可引起皮肤剥脱和黏膜坏死，甚至可累及其他脏器，死亡率很高。而且，该超敏反应还具有延迟性，可能在服药几个月后才发生。研究显示，嘌呤醇超敏综合征的发生与 *HLA-B* * *5801* 基因突变有关，这种突变在汉族人中相对常见。因此，建议在使用该药前进行 *HLA-B* * *5801* 基因检查，并定期监测肝肾功能等。

非布司他和别嘌醇相比算是后起之秀，但也是"人红是非多"，各类"绯闻"源源不断。但总体来说，非布司他的毒副作用相对较少，主要是肝功能受损、过敏反应、增大二次痛风发作和心血管疾病的风险等。其肝功能受损及过敏反应大多症状轻微。非布司他具有强大的降尿酸效果，易引起血尿酸水平波动，诱发痛风二次发作，但这可通过规范治疗加以防治。对非布司他来说，最大的障碍则是心血管疾病风险，但研究显示它是"欺软怕硬"的，对普通人群并没有明确的心血管危害，主要威胁的是已经合并心血管疾病的患者以及心血管疾病的高危人群。因此，使用非布司他之前应进行心血管疾病的评估。

苯溴马隆主要通过抑制肾小管尿酸的重吸收而起到降尿酸的作用。但是尿酸在尿液中的溶解能力是有限的，且和尿液 pH 值相关，尿液 pH＜6.0 时容易形成尿酸盐结晶沉积，引起肾结石，故用药期间应监测尿液 pH 值，还要配合碳酸氢钠碱化尿液等。对于已经合并肾结石的患者，使用苯溴马隆有可能引起急性肾绞痛甚至肾功能衰竭，故不建议应用此药。另外，肝毒性也是苯溴马隆的常见毒副作用，严重者甚至可引起暴发性肝功能衰竭。但是，该情况在欧美人群中发生的概率相对较高。肌酐升高、短期阳痿等也是苯溴马隆的副作用，但大多可在停药之后自行康复。因此，在使用苯溴马隆的过程中，应定期监测肝肾功能、尿液 pH 值以及泌尿系彩超结果等。

丙磺舒也属于促进尿酸排泄的药物，主要的副作用包括消化道反应、肾结石、交叉过敏反应等。因此，在使用该药的过程中，建议多饮水、监测尿液 pH 值、肝肾功能，以及避免与水杨酸类、氢氯噻嗪、保泰松、吲哚美辛及口服降糖药同服。

由此可见，"是药三分毒"，没有绝对安全的药物治疗，尤其没有绝对安全的长期药物治疗，只有严密监测和定期检查相关指标，才能保证长期用药的安全性。

痛风石有什么可怕的？
自行刮开取出扔掉就是了

解析：这并不是奇闻，也并非怪谈！临床上经常遇到自行刮开痛风石清理尿酸盐结晶的患者。这种处理方法其实是非常危险的，从长远来看也是无效的。

首先，严重影响痛风患者日常生活的所谓的"石头"是如何产生的呢？当患者的血尿酸水平升高到一定程度，超过了机体的溶解度（＞420 μmol/L）时，尿酸就无法全部溶解在血液中了，它会以结晶的形式从血液中"冒"出来，并沉积在除神经系统以外的任何组织中，如关节滑囊、软骨、肾脏、皮下组织等。一旦尿酸盐结晶在机体的某个部位沉积下来，机体的防御细胞（单核细胞和多核巨细胞）就会想尽一切办法来把这个"不速之客"清理出去，于是就将其层层包围，形成肉芽肿样的物质，日积月累，就成为临床上所看到的大大小小的"石头"了。一般来说，病程超过 5 年，又没有进行规律的降尿酸治疗的痛风性关节炎慢性期的患者，特别容易出现痛风石，且大多出现在四肢关节上（如手关节、腕关节、肘关节、踝关节等），可单发，亦可多发，不仅影响美观，更重要的是会导致关节的功能障碍，甚至可导致机体残废，严重影响患者的生活质量。因此，也就不难理解为什么患者要"亲自上手"，急于把这些"石头"清理掉。

那么，已经出现的痛风石的正确处理方法是什么呢？最重要的就是控制血尿酸在理想水平并长期维持。这点是前提、铁律、"王道"！一般要将血尿酸水平控制在 $300~\mu mol/L$ 以下，并长期保持在这个水平，这样沉积下来的尿酸盐结晶就会缓慢地溶解，先软化，后缩小，再吸收，最终消失。如果痛风石已经影响到关节的功能，并出现了压迫症状、严重畸形、痛风石破溃伴有感染等，这时候就需要进行手术治疗，手术清除痛风石后再规律服用降尿酸药，将血尿酸水平长期控制在 $300~\mu mol/L$ 以下，以避免痛风石复发。痛风石破溃伴有感染的患者，还可以使用一些抗感染药物，但总的来说这种伤口的愈合周期较长。由此可见，痛风石的治疗需要一个漫长的过程，并无捷径可走，主要的治疗手段还是降尿酸治疗，只有某些特殊情况才可以考虑进行手术切除。手术切除只是一种姑息治疗，术后仍需进行规律的降尿酸治疗。如果手术后不能维持良好的血尿酸水平，痛风石即使被"刮掉"了，最终还是会复发。所以，手术取石不是一劳永逸的办法。由于痛风石最易在关节部位形成，对手术者的技术要求比较高，处理不好的话甚至会人为地导致关节功能丧失。因此，即使到了痛风石非取不可的时候，也一定要在无菌条件下，由专业医师进行手术，这样才能保证创面的皮肤覆盖和伤口的愈合。

总之,治疗痛风石的关键在于控制血尿酸在理想水平并长期维持,即使痛风石非取不可,也不能由患者自己操刀,非专业人士不可为。

误区 69

痛风石切除了还是会再长的，完全没必要做痛风石手术

解析：有患者多年痛风未及时治疗，导致全身出现多处痛风石，甚至有些痛风石出现破溃，于是进行了一次又一次的手术，但是术后效果并不理想，有的创面很难愈合；有的在切除后仍然反复出现痛风石；还有的手术关节出现术后感染；等等。因此，很多病友认为痛风石切了还是会长，完全没必要手术。事实上，这是错误的。痛风石手术并非完全没有意义，对某些患者来说，手术治疗是必须进行的。

究竟在什么样的情况下需要进行痛风石的手术治疗呢？《中国高尿酸血症与痛风诊疗指南（2019）》指出："如痛风石出现局部并发症（感染、破溃、压迫神经等）或严重影响生活质量时，可考虑手术治疗。"特别是当痛风石体积过大，大到已经压迫神经时，就需要及时进行减压手术，这样才可以防止永久性的神经损伤；或者在结石破溃导致明显感染时，也应该及时进行手术治疗以清除感染灶，避免

感染扩散。首先，虽然使用降尿酸药物也可以逐渐缩小病灶，但是，显然在这样需要快速有效的治疗手段的时刻，药物治疗的效果远远比不上手术治疗来得及时。其次，如果长期存在的痛风石已经严重侵蚀患处关节，导致关节功能丧失而必须进行关节置换时，手术治疗的效果也是药物所无法取代的。最后，如果局部的痛风石过大，已经严重影响患者的生活质量，如已经无法穿鞋出门，此时也需要通过手术治疗清除局部痛风石，在一定程度上改善生活质量。

那么，是不是做完手术痛风的问题就能一了百了，就无须进一步处理了呢？答案当然是否定的。局部的手术治疗效果再好，也完全无法取代口服降尿酸药物进行全身降尿酸治疗的作用。局部手术虽然可以解决局部痛风石的问题，但是实际上，患者全身多处关节都存在着尿酸盐结晶，只是其他部位的表现还未严重到需要进行手术治疗。若不进行长期的降尿酸治疗，很多关节在日后肯定会出现类似目前需要手术治疗的关节那样的症状。而且，坚持降尿酸治疗，长期将血尿酸控制在理想水平，也有相当好的溶解痛风石与尿酸盐结晶的效果，甚至较手术切除更为彻底，还没有创伤。因此，很多研究者认为，在进行痛风石清除术前，只要患者情况许可，就应该进行降尿酸治疗，以增大术后迅速愈合的可能性。

综上所述，痛风石的清除手术在某些情况下是必不可少的，能够及时清除局部感染及解除压迫，达到药物治疗所无法取得的效果。所以,该手术的时候就得手术。只不过,手术治疗应该与系统的降尿酸治疗相结合,唯此才能取得理想的治疗效果。

误区 70

痛风石手术切了就了事

　　解析：痛风石不仅影响美观及关节功能，甚至还会严重影响患者的生活质量。所以，很多患者认为，若出现痛风石，赶紧手术切除就没事儿了，就无须再治疗了；有的患者甚至亲自动手，自行切除痛风石。结果，手术后关节疼痛依然不断来袭，痛风石更是此起彼伏，令患者悔不当初。

　　那么，为什么手术切除痛风石并不能从根本上解决问题呢？首先，手术切除痛风石只能针对某个关节，清除的是沉积下来的尿酸盐结晶经长期"积累"并"石化"的那部分尿酸盐物质，但并不能清除该关节腔及周围组织中未"石化"的那部分尿酸盐结晶；而且，痛风石实际上是很难完全清除干净的，而其他关节腔内的尿酸盐结晶仍然存在。如果不能从根本上控制住尿酸水平，不能把所有沉积下来的尿酸盐结晶（包括痛风石中的尿酸盐结晶）从体内清除，只要关节及其周围组织中还残留尿酸盐结晶，那么，导致痛风发作的病理基础就仍然存在，痛风大概率还会再次发作。实际上，手术切除痛风石只是通过"简单粗暴"的外力手段清除了体内少量的尿酸盐结晶，这点尿酸盐结晶只是"冰山一角",大量的尿酸盐结晶隐藏在关节及其周围组织中,如同"海平面下面的冰山",虽看不见,却可撞沉"泰坦尼克号",这部分尿酸盐结晶是手术切除不了的。此外,切除痛风石和新一轮的痛风石生长之间没有必然的联系。手术切除的是旧有的痛风石,新的痛风石依然会形成,只要血尿酸水平没有得到积极有效的控制,高尿酸血症引起的尿酸盐结晶还是会继续沉积。另外,清除痛风石也并非只有手术切除这一条途径,坚持降尿酸治疗,将血尿酸长期控制在理想水平,也能够溶解痛风石,而且比手术切除更为彻底,还不会造成创伤。

其次,手术切除痛风石有可能诱发术后痛风急性发作。原因有两个:术前没有进行降尿酸治疗,血尿酸水平仍然很高;或者痛风石在手术切除过程中,部分尿酸盐结晶溶解并被吸收入血,可诱发术后痛风急性发作。痛风石周围组织的血供一般比较差,手术创口难以迅速愈合。部分痛风石已经对周围的骨关节造成了侵蚀,一旦手术取出石头,就会进一步损伤周围的骨关节,导致痛风患者无法正常行走而致残。

综上所述,痛风石的清除手术在某些情况下还是必需的,手术能够及时地清除局部感染及解除压迫,达到药物治疗所不能取得的即时效果。所以,该手术的时候还是要手术。只不过,手术治疗应该与系统的降尿酸治疗相结合,唯此才能取得理想的治疗效果。

附 录

痛风发作表现及影像学表现

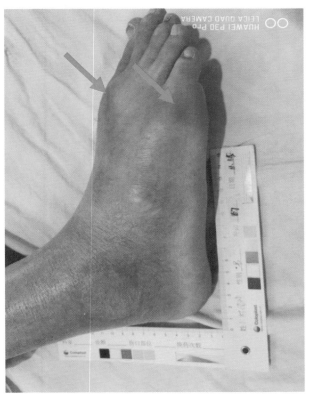

图 1　箭头所示为痛风急性发作典型表现：关节红肿

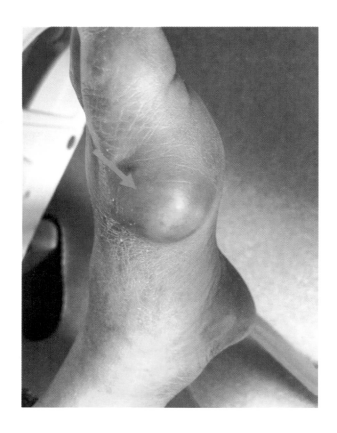

图 2　箭头所示为左足第一跖趾关节痛风急性
　　　发作典型表现

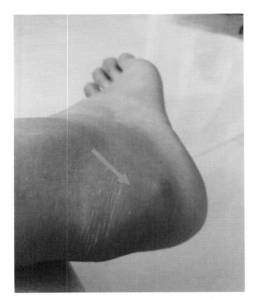

图 3　箭头所示为右足跟痛风急性发作

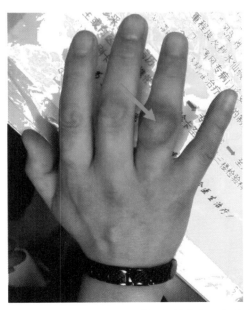

图 4　箭头所示为右手环指近端指间关节痛风急性发作

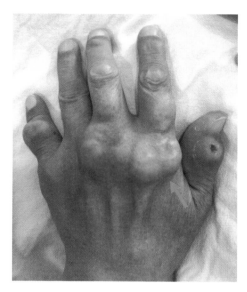

图 5　箭头所示为左手多发痛风石且已导致关节变形、关节活动障碍

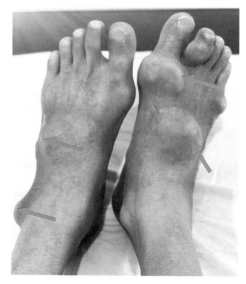

图 6　箭头所示为双足多发痛风石

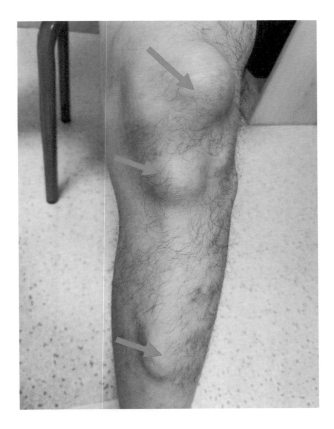

图 7　箭头所示为左膝关节周围及左下肢痛风石

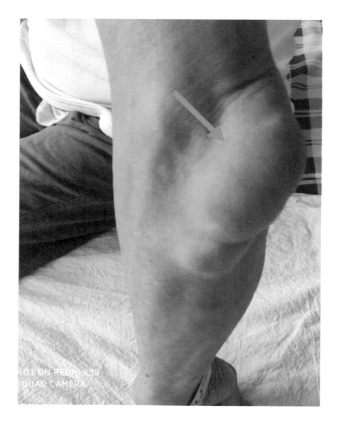

图 8　箭头所示为左手肘关节痛风石

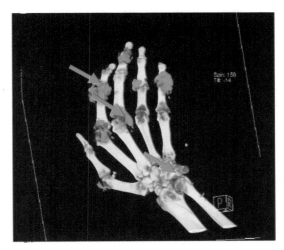

图9　箭头所示为双能CT下双手腕关节、掌指关节、指间关节多发尿酸结晶沉积，此为痛风诊断的重要依据

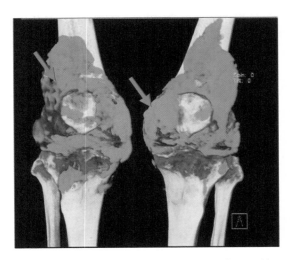

图10　箭头所示为双能CT下双膝关节周围软组织内弥漫结节状、团块状尿酸结晶沉积，此为痛风发作的根本原因

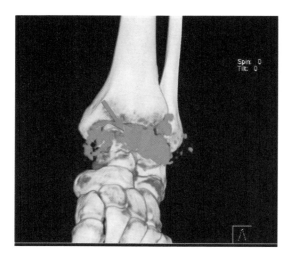

图 11　箭头所示为双能 CT 下左足踝关节周
　　　围散在弥漫结节状、团块状尿酸结
　　　晶沉积

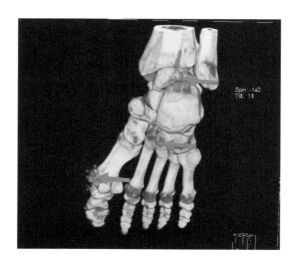

图 12　箭头所示为双能 CT 下右足第一跖趾
　　　关节、足跟、踝关节周围散在尿酸
　　　结晶沉积

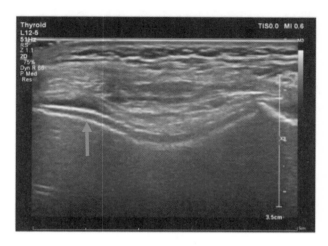

图 13　痛风在关节超声下的典型表现:
　　　　双轨征（箭头所示）

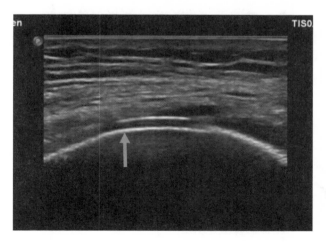

图 14　双轨征

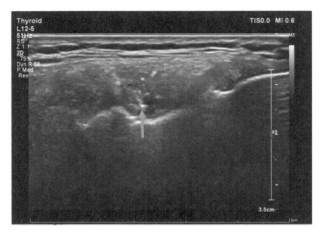

图 15 箭头所示为痛风石在关节超声
下的典型表现

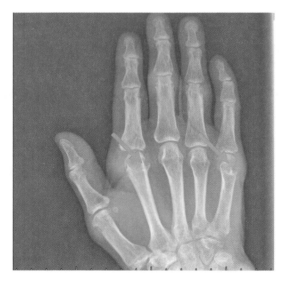

图 16 箭头所示为 X 线下痛风导致骨质破
坏的典型表现

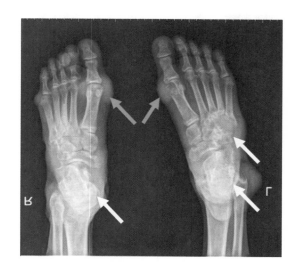

图 17　红色箭头所示为 X 线下痛风石的典型表
　　　　现；白色箭头所示为 X 线下痛风导致
　　　　多发骨质吸收破坏

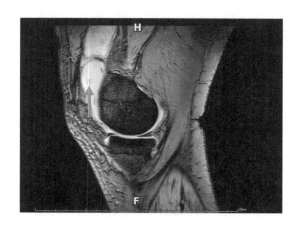

图 18　箭头所示为 MRI 下右足膝关节髌上
　　　　囊散在尿酸结晶

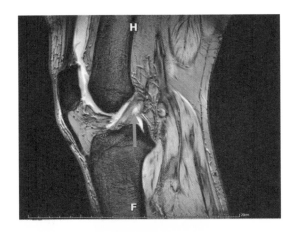

图 19　箭头所示为尿酸结晶在右足膝关节前
　　　　交叉韧带 MRI 典型表现

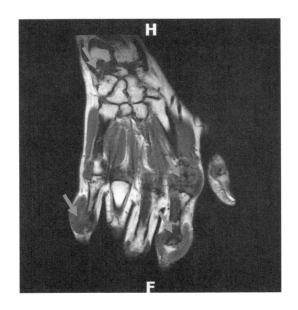

图 20　箭头所示为 MRI 下右手腕关节、掌
　　　　指关节、指间关节多发痛风石